血管不全の
生理学的診断指針

Physiological Diagnostic Criteria for Vascular Failure

編集　日本循環器学会　日本血管不全学会

ライフサイエンス出版

血管不全診断指針作成委員会

編集

日本循環器学会　日本血管不全学会

委員（五十音順）

伊藤　浩　岡山大学大学院医歯薬総合研究科 循環器内科学
井上 晃男　獨協医科大学 心臓・血管内科 / 循環器内科
植田 真一郎　琉球大学 臨床薬理学
甲谷 友幸　自治医科大学 内科学講座 循環器内科学部門
苅尾 七臣　自治医科大学 内科学講座 循環器内科学部門
杉山 正悟　陣内病院 循環器内科
田中 敦史　佐賀大学医学部 循環器内科
冨山 博史　東京医科大学 循環器内科
野出 孝一　佐賀大学医学部 循環器内科
東　幸仁　広島大学 原爆放射線医科学研究所 / 未来医療センター
松澤 泰志　横浜市立大学附属市民総合医療センター 心臓血管センター
丸橋 達也　広島大学 循環器内科
三好　亨　岡山大学大学院医歯薬総合研究科 循環器内科学
宗像 正徳　東北ろうさい病院 高血圧内科

謝辞

頸動脈 - 大腿動脈間脈波伝播速度（carotid-femoral PWV：cfPWV）に関する事項の執筆に当たっては，Prof. Charalambos Vlachopoulos（1st Department of Cardiology, Medical School, National and Kapodistrian University of Athens, Hippokration Hospital, Athens, Greece）にご協力をいただきました。この場を借りて御礼申し上げます。

序 文

血管は全身の臓器に血流を調節し，その恒常性を維持している重要な器官である。「人は血管とともに老いる」というWilliam Osler先生の有名な言葉があるが，血管老化や動脈硬化の危険因子によって血管内皮機能障害や血管平滑筋（中膜）の機能障害が生じ，循環器疾患の発症原因となることが知られている。この血管内皮機能障害や血管平滑筋（中膜）の収縮・弛緩反応や弾性の障害を総称して「血管不全」という概念が提唱された。現在，日本人の平均寿命は世界のトップクラスであるが，平均寿命と健康寿命との乖離が大きく，医療・介護や医療費の負担などにつながっている。そこで，健康寿命の延伸を目標に，2018年に「脳卒中･循環器病対策基本法」が成立し，国をあげて健康寿命の延伸に取組むことになった。健康寿命を延伸するためには，何よりも脳卒中･循環器病の発症予防が重要であり，血管内皮機能や血管平滑筋（中膜）機能を的確に評価し，血管不全を早期診断することが極めて重要である。現在まで血管内皮機能や血管平滑筋（中膜）機能を評価する多くの検査法が開発され，これらの各種診断法を用いたエビデンスも集積している。今回刊行する「血管不全の生理学的診断指針」は各種診断法の原理，検査を実施する上での注意点，予後との関連などが的確にまとめられている。この診断指針を日常の臨床現場で用いることで血管不全を早期に診断し，適切な生活指導や介入によって健康寿命の延伸が達成されることを期待する。

2021年1月

日本循環器学会代表理事
平田 健一

刊行にあたって

我が国において，生活習慣の大きな変化を背景に，動脈硬化を基礎とする疾患は増加しつつある。動脈硬化は，血管壁への多種多様な傷害に対する反応の結果，プラークが形成され，血管内腔に狭窄を引き起こす病態である。高血圧，糖尿病，脂質異常症，喫煙などの危険因子や，インスリン抵抗性，慢性腎臓病，食後高血糖，仮面高血圧といった新たな危険因子を有することで，まず初めに血管内皮機能障害が惹起される。血管内皮機能障害は動脈硬化の初期段階であり，さらに炎症や酸化ストレス，カルシウム代謝異常や局所のレニン–アンジオテンシン系活性化に代表される血管代謝異常などの病態が複雑に絡み合い，血管平滑筋細胞が増殖し，血管壁が肥厚することで血管内腔に狭窄を来す。また，血管壁に過酸化脂質が蓄積することによりプラークが形成され，このプラークが不安定化し，破綻を来すことで心筋梗塞・脳卒中などの心血管イベントが発症する。これまで危険因子から心血管イベントに至る様々な病態はそれぞれ別個に議論されることが多かったが，これら血管内皮機能不全・血管平滑筋機能不全・血管代謝不全の病態を包括した概念が血管不全（vascular failure）である。

血管不全は動脈硬化だけではなく，心不全や腎不全など全身の臓器不全の進展にも関与している。クリニカルシナリオ1の心不全の発症には，血管不全が関係している。新型コロナウィルス感染の重症化でも血管内皮機能不全がトリガーとなっている。日本脳卒中学会，日本循環器学会は「脳卒中と循環器病克服5ヵ年計画」において血管機能検査を活用した先制医療の推進という目標を掲げている。

今回は血管内皮不全の基準としてFMDとRH－PAT，血管平滑筋不全の基準としてPWVとCAVIの正常域，異常域，境界域を設定し，血管不全の生理学的診断指針として提案した。心筋梗塞，脳梗塞，末梢血管疾患，心不全など各種臓器不全の発症，再発リスクの評価指標として活用していただきたい。

日本循環器学会と日本血管不全学会の合同作成による血管不全の生理学的診断指針が，循環器疾患の予防の一助になることを期待する。

2021年1月

日本血管不全学会理事長
野出 孝一

利益相反について

日本循環器学会と日本血管不全学会の合同による血管不全診断指針作成委員会では，執筆者と企業との間の経済的関係につき，以下の基準で過去3年間の利益相反状況の申告を得た。
<利益相反開示項目>該当する場合は具体的な企業名（団体名）を記載する。

1. 企業や営利を目的とした団体の役員・顧問職の有無と報酬額（1つの企業・団体から年間100万円以上）
2. 株の保有と，その株式から得られる利益（1つの企業からの年間利益100万円以上，あるいは当該株式の5 %以上を保有する場合）
3. 企業や営利を目的とした団体から支払われた特許使用料（1つの特許使用料が年間100万円以上）
4. 企業や営利を目的とした団体から会議の出席（発表・助言など）に対し，研究者を拘束した時間・労力に対して支払われた日当・講演料など（1つの企業・団体から年間50万円以上）
5. 企業や営利を目的とした団体がパンフレットなどの執筆に対して支払った原稿料（1つの企業・団体から年間50万円以上）
6. 企業や営利を目的とした団体が提供する研究費（1つの企業・団体から医学系研究（共同研究・受託研究・治験など）に対して申告者が実質的に使途を決定し得る研究契約金の総額が年間100万円以上）
7. 企業や営利を目的とした団体が提供する奨学（奨励）寄附金（1つの企業・団体から申告者個人または申告者が所属する講座・分野・研究室に対して申告者が実質的に使途を決定し得る奨学寄附金の総額が年間100万円以上）
8. 企業などが提供する寄付講座に申告者らが所属している場合
9. 研究とは直接に関係しない旅行・贈答品などの提供（1つの企業・団体から受けた報酬総額が年間5万円以上）

日本循環器学会と日本血管不全学会の合同による血管不全診断指針作成委員会は「血管不全の生理学的診断指針」の内容に関して，医療・医学の専門家あるいは専門医として，科学的および医学的公正さと妥当性を担保し，対象となる疾患の診療レベルの向上，対象患者の健康寿命の延伸・QOLの向上を旨として編集作業を行った。
利益相反の扱いに関しては，内科系関連学会の「医学系研究の利益相反（COI）に関する共通指針」に従った。
申告された企業名は以下の通りである（対象期間は2017年1月1日～2019年12月31日，順不同）。

年度	氏名	執筆者自身の申告事項									配偶者・一親等親族または収入・財産を共有する者についての申告事項			所属する組織・部門の長に関する申告事項（参加者が組織・部門の長と共同研究の立場にある場合）	
		1.顧問	2.株保有・利益	3.特許使用料	4.講演料	5.原稿料	6.研究費	7.奨学寄附金	8.寄附講座	9.その他	顧問	株	特許	研究費	奨学寄附金
2017	伊藤　浩				第一三共		興和	武田薬品工業	日本メドトロニック						
					田辺三菱製薬		ノバルティス ファーマ	第一三共							
					興和			サノフィ							
					日本ベーリンガーインゲルハイム			田辺三菱製薬							
					アストラゼネカ			日本ベーリンガーインゲルハイム							
					大正富山医薬品			持田製薬							
					武田薬品工業			アステラス製薬							
					ノバルティス ファーマ			興和							
					バイエル薬品			大日本住友製薬							
								MSD							
2018	伊藤　浩				第一三共		興和	武田薬品工業	日本メドトロニック						
					田辺三菱製薬		ノバルティス ファーマ	第一三共							
					興和			サノフィ							
					日本ベーリンガーインゲルハイム			田辺三菱製薬							
					ファイザー			日本ベーリンガーインゲルハイム							
					大正富山医薬品			持田製薬							
					武田薬品工業			アステラス製薬							
					ノバルティス ファーマ			興和							
					バイエル薬品			大日本住友製薬							
								MSD							
2019	伊藤　浩				第一三共		興和	武田薬品工業	日本メドトロニック						
					田辺三菱製薬		ノバルティス ファーマ	第一三共							
					興和			サノフィ							
					日本ベーリンガーインゲルハイム			田辺三菱製薬							
					ファイザー			日本ベーリンガーインゲルハイム							
					大正富山医薬品			持田製薬							
					小野薬品工業			小野薬品工業							
					ノバルティス ファーマ			興和							
					バイエル薬品			大正富山医薬品							
								MSD							
2017	井上晃男				持田製薬		第一三共	アボット バスキュラー ジャパン							
							ブリストル・マイヤーズ スクイブ	興和創薬							
								塩野義製薬							
								生産開発科学研究所							
								第一三共							
								武田薬品工業							
								田辺三菱製薬							
								帝人在宅医療							
								日本ベーリンガーインゲルハイム							
								ユニオンツール							

年度	氏名	執筆者自身の申告事項									配偶者・一親等親族または収入・財産を共有する者についての申告事項			所属する組織・部門の長に関する申告事項（参加者が組織・部門の長と共同研究の立場にある場合）	
		1.顧問	2.株保有・利益	3.特許使用料	4.講演料	5.原稿料	6.研究費	7.奨学寄附金	8.寄附講座	9.その他	顧問	株	特許	研究費	奨学寄附金
2018	井上晃男				バイエル薬品		第一三共	田辺三菱製薬							
							バイエル薬品	帝人ファーマ							
								日本メドトロニック							
								ユニオンツール							
2019	井上晃男						第一三共	塩野義製薬							
								大日本住友製薬							
								田辺三菱製薬							
								テルモ							
2017	植田真一郎				バイエル薬品										
					ブリストル・マイヤーズ スクイブ										
					興和										
2018	植田真一郎				バイエル薬品										
					ブリストル・マイヤーズ スクイブ										
					興和										
2019	植田真一郎				バイエル薬品										
					ブリストル・マイヤーズ スクイブ										
					興和										
2017	甲谷友幸														
2018	甲谷友幸						かなえ医薬振興財団	田辺三菱製薬							
2019	甲谷友幸							アボット メディカルジャパン							
2017	苅尾七臣						フクダ電子								
2018	苅尾七臣						フクダ電子								
2019	苅尾七臣						フクダ電子								
2017	杉山正悟				MSD										
					アストラゼネカ										
2018	杉山正悟				MSD										
					アストラゼネカ										
2019	杉山正悟				MSD										
					アストラゼネカ										
2017	田中敦史														
2018	田中敦史														
2019	田中敦史						グラクソ・スミスクライン								
2017	冨山博史							帝人ファーマ	オムロン ヘルスケア						
									アサヒカルピスウェルネス						
2018	冨山博史							帝人ファーマ	オムロン ヘルスケア						
									アサヒカルピスウェルネス						
2019	冨山博史							帝人ファーマ	オムロン ヘルスケア						
									アサヒカルピスウェルネス						
2017	野出孝一				日本ベーリンガーインゲルハイム		帝人ファーマ	武田薬品工業							
					第一三共		田辺三菱製薬	ブリストル・マイヤーズ スクイブ							
					田辺三菱製薬		アステラス製薬	アステラス製薬							
					アストラゼネカ		日本ベーリンガーインゲルハイム	第一三共							
					アステラス製薬		バイエル薬品								
					MSD		旭化成								
					武田薬品工業										
					小野薬品工業										
2018	野出孝一				日本ベーリンガーインゲルハイム		帝人ファーマ	帝人ファーマ							
					第一三共		日本ベーリンガーインゲルハイム	バイエル薬品							
					田辺三菱製薬		田辺三菱製薬	第一三共							
					バイエル薬品		テルモ								
					アステラス製薬		アステラス製薬								
					MSD										
					武田薬品工業										
					小野薬品工業										
					日本イーライリリー										
					大塚製薬										

年度	氏名	執筆者自身の申告事項									配偶者・一親等親族または収入・財産を共有する者についての申告事項			所属する組織・部門の長に関する申告事項（参加者が組織・部門の長と共同研究の立場にある場合）	
		1.顧問	2.株保有・利益	3.特許使用料	4.講演料	5.原稿料	6.研究費	7.奨学寄附金	8.寄附講座	9.その他	顧問	株	特許	研究費	奨学寄附金
2019	野出孝一				日本ベーリンガーインゲルハイム 第一三共 田辺三菱製薬 アストラゼネカ アステラス製薬 MSD 武田薬品工業 興和 バイエル薬品 大塚製薬 小野薬品工業 日本イーライリリー		帝人ファーマ 日本ベーリンガーインゲルハイム 田辺三菱製薬 旭化成 アステラス製薬	帝人ファーマ バイエル薬品 第一三共							
2017	東　幸仁				アストラゼネカ バイエル薬品 ファイザー 日本ベーリンガーインゲルハイム 田辺三菱製薬 帝人ファーマ 日本新薬 小野薬品工業 武田薬品工業 日本イーライリリー			日本ベーリンガーインゲルハイム 恒和会松石病院 MSD 田辺三菱製薬 帝人ファーマ							
2018	東　幸仁				アストラゼネカ アステラス製薬 MSD 日本ベーリンガーインゲルハイム 田辺三菱製薬 帝人ファーマ サノフィ 塩野義製薬 武田薬品工業 日本イーライリリー		田辺三菱製薬 花王	日本ベーリンガーインゲルハイム 恒和会松石病院 先進医薬研究振興財団 田辺三菱製薬 武田薬品工業 MSD 帝人ファーマ							
2019	東　幸仁				日本ベーリンガーインゲルハイム 田辺三菱製薬 ノバルティス ファーマ 日本ベーリンガーインゲルハイム 日本イーライリリー 日本新薬 武田薬品工業		エー・アンド・デイ	恒和会松石病院 喫煙科学研究財団							
2017	松澤泰志														
2018	松澤泰志														
2019	松澤泰志														
2017	丸橋達也														
2018	丸橋達也														
2019	丸橋達也														
2017	三好　亨														
2018	三好　亨														
2019	三好　亨														
2017	宗像正徳														
2018	宗像正徳														
2019	宗像正徳														

日本循環器学会の事業活動において資金提供を受けた企業 （対象期間：2017年1月1日～2019年12月31日）

共催セミナー

アクテリオン ファーマシューティカルズジャパン, アステラス製薬, アステラス・アムジエン・バイオファーマ, アストラゼネカ, アボット ジャパン, アボット バスキュラージャパン, アボット メディカルジャパン, アリーア メディカル, アンジェス, 旭化成ゾールメディカル, エー・アンド・デイ, エーザイ, エドワーズライフサイエンス, 大塚製薬, 小野薬品工業, 冠攣縮研究会, 塩野義製薬, キヤノンメディカルシステムズ, 協和メデックス, クオリプス, グラクソ・スミスクライン, 興和創薬, 寿製薬, 沢井製薬, サノフィ, サンメディカル技術研究所, シーメンスヘルスケア・ダイアグノスティクス, シミックホールディングス, スズケン, 積水メディカル, センチュリーメディカル, セント・ジュード・メディカル, ツムラ, テルモ, デンソー, 東芝メディカルシステムズ, トーアエイヨー, ニプロ, ノボ ノルディスク ファーマ, バイエル薬品, バイオトロニックジャパン, フィリップス・レスピロニクス, フクダ電子, フクダライフテック, ファイザー, ブリストル・マイヤーズ スクイブ, ボストン・サイエンティフィック ジャパン, ボルケーノ・ジャパン, マイランEPD, 東ソー, 東レ, 三和化学研究所, 富士薬品, 持田製薬, 積水メディカル, 大正富山医薬品, 大塚製薬, 大日本住友製薬, 第一三共, 中外製薬, 帝人ファーマ, 帝人在宅医療, 田辺三菱製薬, 日本医療機器開発機構, 日本アビオメッド, 日本心臓核医学会, 日本イーライリリー, 日本核医学会, 日本ゴア, 日本ベーリンガーインゲルハイム, 日本メジフィジックス, 日本メドトロニック, 日本ライフライン, 日本化薬, 日本新薬, 富士フイルム富山化学, 富士フイルムメディカル, 富士フイルムRIファーマ, 富士レビオ, 武田薬品工業, レスメド, Alnylam Japan, CSLベーリング, DSファーマバイオメディカル, EAファーマ, JCRファーマ, LSIメディエンス, MSD

賛助会員

エーザイ, 大塚製薬, 科研製薬, 京都薬品工業, 興和創薬, アストラゼネカ, 大正富山医薬品, 田辺三菱製薬, 第一三共, 大日本住友製薬, 帝人ファーマ, トーアエイヨー, 鳥居薬品, サノフィ, 日本ベーリンガーインゲルハイム, MSD, ファイザー, 持田製薬, 医学書院, 南江堂, メジカルビュー社, メディカルレビュー社, 島津製作所 医用事業企画部, 日本メジフィジックス, グッドマン, 日立アロカメディカル, セント・ジュード・メディカル, GEヘルスケアジャパン, シーメンスヘルスケア, 東レ・メディカル, ニプロ, フクダコーリン, 日本メドトロニック, フクダ電子, 平和物産, 福田商店広告部, アステラス製薬, ヨシダ印刷, オムロン ヘルスケア, 協和企画, カイトー, 損害保険ジャパン, バイエル薬品, 河北印刷, エリメントHRC, バイオトロニックジャパン, 大村印刷, ロシュ・ダイアグノスティックス, 日本コンベンションサービス, コングレ, 東京プランニングセンター, JTB西日本 MICE事業部, ラジオメーター, プロアクティブ, 日宣テクノ・コムズ, 日本ゼオン, 学樹書院, 上田日本無線, ブリストル・マイヤーズ スクイブ

研究助成

なし

顕彰制度

日本心臓財団

日本血管不全学会の事業活動において資金提供を受けた企業 （対象期間：2017年1月1日～2019年12月31日）

共催セミナー

ユネクス, フクダ電子, 旭化成, 日本新薬, 志成データム, 日本光電工業, 日本ベーリンガーインゲルハイム, 日本イーライリリー, 田辺三菱製薬

賛助会員

フクダ電子, ユネクス, サラヤ, 日本光電工業, オムロン ヘルスケア

研究助成

なし

顕彰制度

なし

目　次

略語一覧

ACC	American College of Cardiology	米国心臓病学会
AHA	American Heart Association	米国心臓協会
baPWV	brachial-ankle pulse wave velocity	上腕−足首間脈波伝播速度
BH_4	tetrahydrobiopterin	
BNP	b-type (brain) natriuretic peptide	脳性ナトリウム利尿ペプチド
cfPWV	carotid-femoral pulse wave velocity	頸動脈−大腿動脈間脈波伝播速度
CAVI	cardio ankle vascular index	心臓足首血管指数
cGMP	cyclic guanosine monophosphate	環状グアノシン一リン酸
CKD	chronic kidney disease	慢性腎臓病
CPU	chest pain observation unit	胸痛観察ユニット
ECG	electrocardiogram	心電図
eNOS	endothelial nitric oxide synthase	内皮型一酸化窒素合成酵素
FMD	flow-mediated vasodilation	血流依存性血管拡張反応
GTP	guanosine triphosphate	グアノシン三リン酸
HFpEF	heart failure with preserved ejection fraction	左室駆出率の保たれた心不全
HFrEF	heart failure with reduced ejection fraction	左室駆出率の低下した心不全
IMT	intima media thickness	内膜中膜複合体厚
NO	nitric oxide	一酸化窒素
PCG	phonocardiogram	心音図
PWV	pulse wave velocity	脈波伝播速度
RHI	reactive hyperemia index	反応性充血指数
RH-PAT	reactive hyperemia peripheral arterial tonometry	指尖容積脈波を用いた反応性充血測定法
sGC	soluble glanylyl cyclase	可溶性グアニリルシクラーゼ

序 論

「血管不全（Vascular Failure）」は，血管内皮機能障害，血管平滑筋（中膜）機能障害，血管代謝機能障害を主な構成要素とし，血管障害を包括的に表す概念として2006年に提唱された[1]。この血管不全は，動脈硬化のサブクリニカルな初期段階からプラーク形成および血管内腔の狭小化に至る一連の動脈硬化進展プロセスとの関連に加え，その影響は，動脈硬化の原因であるインスリン抵抗性やメタボリックシンドロームなどの病態のほか，心不全，腎不全などの組織・臓器における循環障害，さらには血管の機能・構造異常など多岐にわたる。さらに，その影響は心血管系のみにとどまらず，血管および血液循環が関連する非心血管疾患，たとえば，癌や認知症などといった幅広い領域の疾患・病態との関連も推定されている。つまり，血管不全が関連する疾患領域は非常に広く，心血管疾患を中心としたさまざまな疾患の予防および治療における極めて重要なターゲットと考えられる。

こうした血管不全の概念は確立されたものの，そのヘテロな病態および多様な検査法などゆえに，明確な診断基準はこれまで確立されていなかった。そのため，血管不全の概念を日常の臨床現場へ応用し，その視点から疾患の管理や治療をすることは困難であった。しかし，この血管不全を早期に，かつ的確に評価・診断し，そのうえで適切な介入をすることは，心血管疾患，さらにはその他の関連する疾患の発症・進行を予防し，健康寿命の延伸につながることが期待される。

表 1　血管内皮機能と中膜機能（動脈スティフネス）それぞれを主な対象とする生理学的検査法

<table>
<tr><th rowspan="2">検査名</th><th rowspan="2">血管機能指標</th><th colspan="2">対象血管</th></tr>
<tr><th>構造</th><th>領域</th></tr>
<tr><td>FMD</td><td rowspan="2">内皮機能</td><td rowspan="2">内皮</td><td>末梢動脈</td></tr>
<tr><td>RH-PAT</td><td>指尖動脈</td></tr>
<tr><td>baPWV</td><td rowspan="3">中膜機能
（動脈スティフネス）</td><td rowspan="3">中膜
（平滑筋・結合織を含む）</td><td>大動脈</td></tr>
<tr><td>cfPWV</td><td rowspan="2">中大動脈</td></tr>
<tr><td>CAVI</td></tr>
</table>

（Tanaka A, et al. 2018[2]を基に作表）

2016年末に日本循環器学会と日本脳卒中学会が公表した「脳卒中と循環器病克服5ヵ年計画」では，予防戦略の一環として「バイオマーカーや血管機能検査を活用した先制医療の推進と普及へ向けたデータバンクの構築」が掲げられた。そこで，この計画を進めるにあたり，臨床現場で汎用される代表的な生理学的血管機能検査における結果の標準化が求められることとなった。同時に，この検査結果の標準化と血管不全の診断をリンクさせ，臨床生理学的観点から血管不全の診断指針を策定することとなった。2017年9月に日本循環器学会において血管不全診断指針作成委員会(委員長：野出 孝一)が発足し，血管不全の構成要素である血管内皮機能と中膜機能（動脈スティフネス）それぞれを主な対象とする生理学的検査法（**表1**）について検討された結果，明確なカットオフ値の特定までは困難であったものの，各検査法における過去の文献などから推定された正常域・境界域・異常域が提唱された（**図1**）[2)]。

今回，本邦における血管機能検査を活用した先制医療の実現と，本診断指針の日常診療へのさらなる普及促進を図るため，実地医家向けに日本語版の血管不全の生理学的診断指針を作成した。本診断指針が，診療現場における血管機能の効率的な評価や，血管不全の理解および診断の向上につながり，危険因子や併存疾患に対する管理・治療の質向上や，関連する疾病の予防などへ寄与することを期待している。

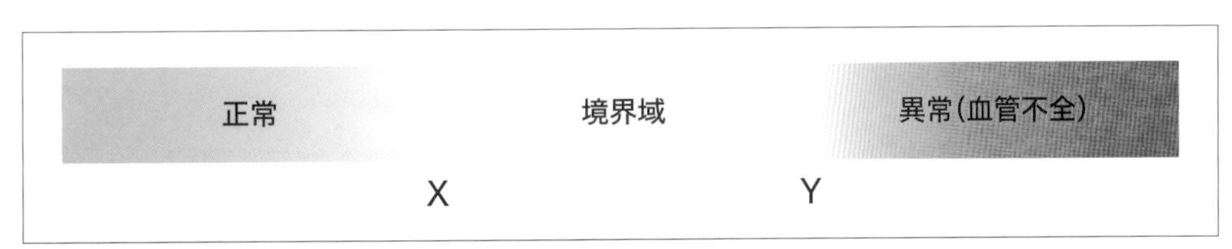

図1　各血管機能検査の正常域，境界域，異常域

文　献

1) Inoue T, Node K. Vascular failure: A new clinical entity for vascular disease. J Hypertens 2006; 24: 2121-30. PMID: 170535282.
2) Tanaka A, Tomiyama H, Maruhashi T, et al. Physiological Diagnosis Criteria for Vascular Failure Committee. Physiological Diagnostic Criteria for Vascular Failure. Hypertension 2018; 72: 1060-1071. PMID: 30354826

内皮機能

血管壁の最内層を覆うのが血管内皮細胞であり，血管収縮物質や血管拡張物質（一酸化窒素［NO］など）といった血管作動性物質の分泌・調節により，血管の緊張度や透過性の調節をはじめとした恒常性維持に重要な役割を果たしている。同時に，凝固・線溶系の調節や，細胞接着分子の発現など多くの機能を有しており，血管内皮機能が正常な環境下においては，それらの機能の均衡は保たれた状態にある。しかし，異常な血流による物理的刺激や，種々の病態を基盤とした炎症性サイトカインの増加などにより血管内皮の機能が障害されると，前述の均衡が崩れ，血管の過収縮や炎症の亢進・血液過凝固・線維化などを介して，動脈硬化の発生・進展をもたらす[1-6]。つまり，血管内皮機能障害は動脈硬化形成の初期病変の発生から，その後の動脈硬化性疾患を中心とした心血管疾患の発症にまで深く関与するとされている[7-11]。そのため，血管内皮機能を的確に評価し，早期にその機能障害を検出することは，将来的な心血管イベントの抑制，さらには生命予後の改善につながると期待される。

従来，血管内皮機能の評価法としては，冠動脈の血管内皮に対してカテーテルを用いてアセチルコリンなどを冠動脈内投与し，血管拡張反応や冠血流量の変化を測定する観血的な手法が標準とされてきた[12]。しかし，そうした観血的な手法は被検者への侵襲性が高いことから，日常診療の中で，より簡便かつ非侵襲的な血管内皮機能検査として血流依存性血管拡張反応（**FMD**）と指尖容積脈波を用いた反応性充血測定法（**RH-PAT**）が用いられている。

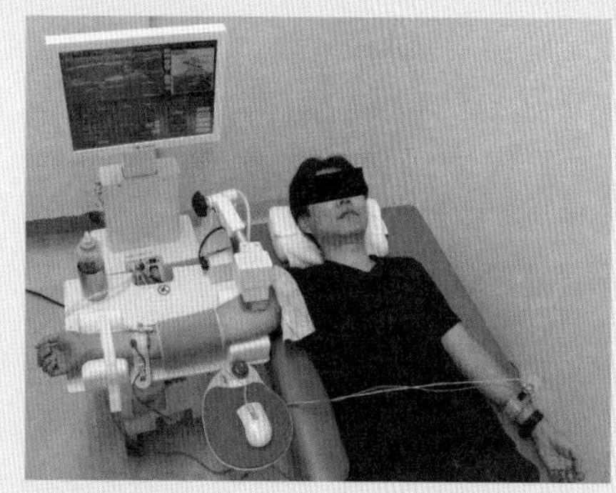
FMD 測定風景

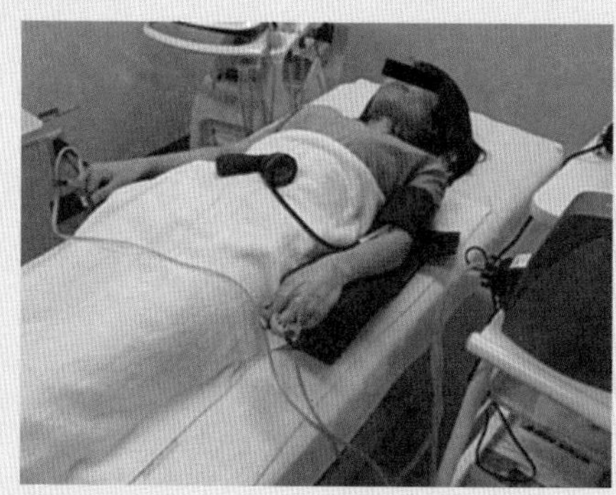
RHI 測定風景

文 献

1) Vanhoutte PM. Endothelial dysfunction: the first step toward coronary arteriosclerosis. Circ J 2009; 73: 595-601. PMID: 19225203
2) Rajavashisth TB, Liao JK, Galis ZS, et al. Inflammatory cytokines and oxidized low density lipoproteins increase endothelial cell expression of membrane type 1-matrix metalloproteinase. J Biol Chem 1999; 274: 11924-11929. PMID: 10207013
3) Ross R. Atherosclerosis--an inflammatory disease. N Engl J Med 1999; 340: 115-126. PMID: 9887164
4) Vanhoutte PM. Endothelium and control of vascular function. State of the Art lecture. Hypertension 1989; 13: 658-667. PMID: 2661425
5) Vallance P, Collier J, Moncada S. Effects of endothelium-derived nitric oxide on peripheral arteriolar tone in man. Lancet 1989; 334: 997-1000. PMID: 2572793
6) Higashi Y, Noma K, Yoshizumi M, et al. Endothelial function and oxidative stress in cardiovascular diseases. Circ J 2009; 73: 411-418. PMID: 19194043
7) Widlansky ME, Gokce N, Keaney JF Jr, et al. The clinical implications of endothelial dysfunction. J Am Coll Cardiol 2003; 42: 1149-1160. PMID: 14522472
8) Tomiyama H, Ishizu T, Kohro T, et al. Longitudinal association among endothelial function, arterial stiffness and subclinical organ damage in hypertension. Int J Cardiol 2018; 253: 161-166. PMID: 29174285
9) Landmesser U, Hornig B, Drexler H. Endothelial function: a critical determinant in atherosclerosis? Circulation 2004; 109 Suppl: II27-II33. PMID: 15173060
10) Bonetti PO, Lerman LO, Lerman A. Endothelial dysfunction: a marker of atherosclerotic risk. Arterioscler Thromb Vasc Biol 2003; 23: 168-175. PMID: 12588755
11) Stary HC, Chandler AB, Dinsmore RE, et al. A definition of advanced types of atherosclerotic lesions and a histological classification of atherosclerosis. A report from the Committee on Vascular Lesions of the Council on Arteriosclerosis, American Heart Association. Circulation 1995; 92: 1355-1374. PMID: 7648691
12) Flammer AJ, Anderson T, Celermajer DS, et al. The assessment of endothelial function: from research into clinical practice. Circulation 2012; 126: 753-767. PMID: 22869857

FMD
(flow-mediated vasodilation：血流依存性血管拡張反応)

血管内皮機能検査のゴールドスタンダードは冠動脈における内皮機能測定である。しかし，冠動脈の内皮機能検査は手技が煩雑であり，対象者が心臓カテーテル検査の適応症例に限定されるため，容易に施行できない。1992年にCelermajerらにより，上腕動脈あるいは大腿動脈を利用した血流依存性血管拡張反応（FMD）検査の臨床的有用性について報告された[1]。上腕動脈を用いたFMD検査は，非侵襲的で，検査時間も比較的短時間であり，被検者への負担も少ない。また，冠動脈内皮機能検査との比較的良好な相関関係が確認され，非侵襲的な血管内皮機能検査として大きな注目を集めた[2-4]。2002年には，米国においてFMD検査のガイドラインが作成され，再現性と客観性のある血管内皮機能検査として認知されるようになった[5]。日本では，2007年にFMD測定の標準化案が示された[6]。その後，㈱ユネクスより，血管径自動追従システムを搭載した半自動FMD測定専用装置が開発された。これにより，FMD検査の再現性が高まり，測定精度が向上した。また，計測方法の普遍化が進み，多施設大規模臨床試験での応用が可能となった。2010年より，動脈硬化性心血管疾患診療指標としてのFMDの有効性を検証する目的で，本邦の20を超える施設が参加したFMD-J研究が行われた[7]。この多施設共同研究により，FMDの計測方法が標準化され，同一方法で計測されたFMDデータが集積された[8]。2012年の診療報酬改定にてFMDは血管内皮機能検査として保険診療が認可され（診療報酬200点），現在，日常診療での使用が可能となっている。2013年度には，日本循環器学会より，「血管機能の非侵襲的評価法に関するガイドライン」[9]が発表された。FMDの具体的な計測方法やエビデンスについて，これに詳細に記載されている。

検査の原理

FMDは，前腕（あるいは上腕）駆血解除後に生じる血流依存性の血管拡張反応を利用した血管内皮機能検査である（**図2**）。駆血解除後に血流が増加することで，血管内皮にShear Stress（ずり応力）がかかり，一酸化窒素（NO）をはじめとした血管拡張物質が血管内皮より産生・放出される。それらが血管内皮に隣接する血管平滑筋に作用し，血管平滑筋が弛緩することにより血管拡張反応が惹起される（**図3**）。FMDに関与する最も重要な血管拡張物質はNOと考えられている[10,11]。

FMDは安静時血管径に対する最大拡張血管径の比率であり，下記の式で算出される。

FMD(%)＝[(駆血解除後の最大拡張血管径－安静時血管径)／安静時血管径]×100

血管内皮機能障害が生じると，血管内皮から産生，放出されるNOの生物学的利用度（bioavailability）が低下するため血管拡張反応が減弱し，FMDが低値となる。

FMD検査の原理は比較的単純であるが，実際の測定精度にはラーニングカーブが

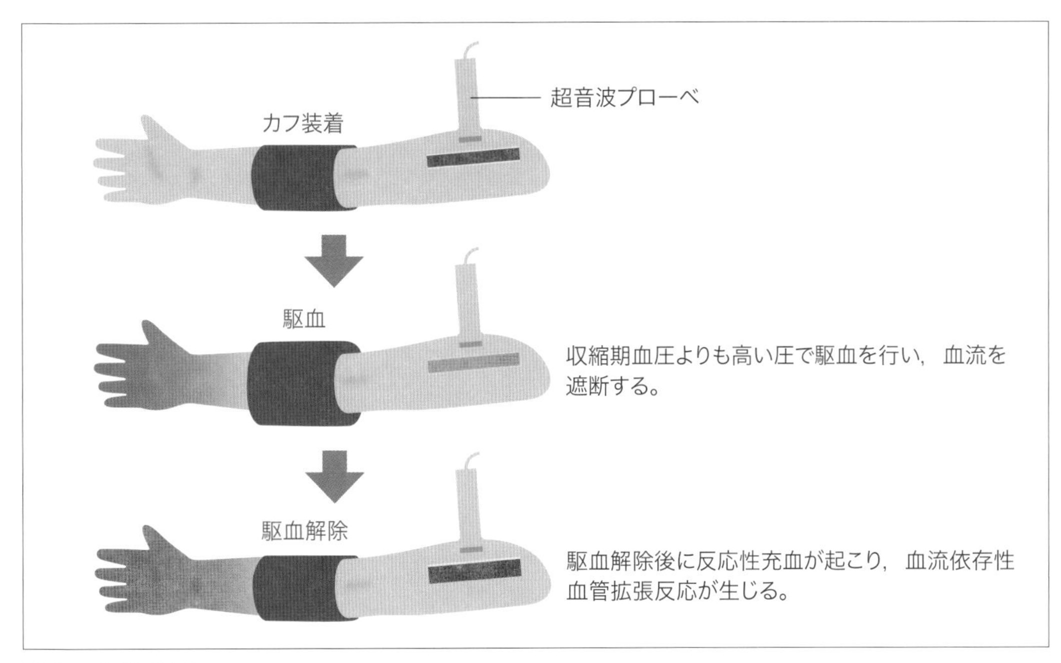

図２　FMD 検査

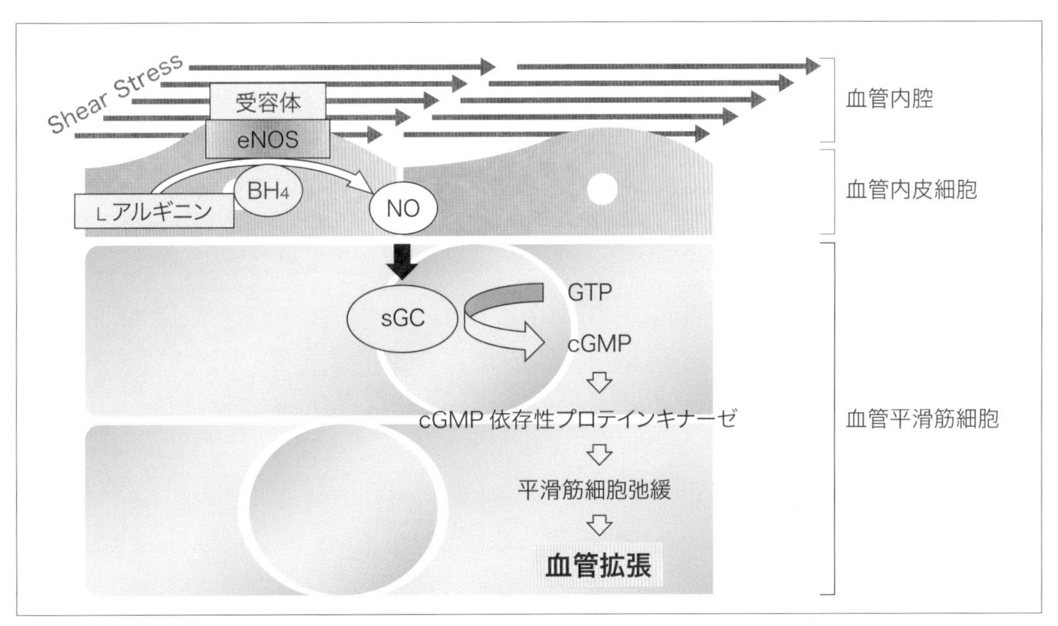

図３　血流依存性血管拡張反応の推定機序

存在する。FMD 検査では，血管径 3 〜 5 mm の上腕動脈における 0.1 〜 0.4 mm 程度の血管径変化を正確に測定する必要があるため，実地計測に先立ち，測定プロトコールを包括的に理解し，熟練者による指導を十分に受ける必要がある[5)]。血管径 0.1 mm の差異は，FMD 値に換算すると非常に大きな差異となるため，慎重かつ正確な測定が求められる。

検査の実施方法（注意事項）

ここでは，FMD－J 研究で用いられたプロトコールについて説明する[7]。

測定条件

外的刺激による検査結果への影響を排除するため，測定環境・測定条件を整えることが非常に重要である。

- 食事によりFMDは低下するため，FMDの計測は原則として朝の空腹時（8～12時間以上の絶食後）に行う[12]。
- 静かで薄暗く，温度が22～26℃程度に調整された環境で行う。
- 内皮機能には日内変動があるため，異なる日に反復計測を行う場合は，同じ時間帯に計測することが望ましい。
- 運動やたばこ，カフェイン飲料，アルコール飲料，ビタミン剤などの摂取は6～12時間以上休止する。
- 計測中は，会話や睡眠を避ける。
- 計測開始前に，検査目的ならびに検査方法について簡単に説明を行い，できるだけリラックスさせる。

測定機材

7～12 MHz プローベを備えた高解像度ドップラー超音波装置を用いて測定を行う。

測定手順

① 30分程度の安静臥床後に計測を開始する。

② FMD非測定側の上腕で血圧を測定する。

- FMD測定側で血圧測定を行うと，駆血により上腕動脈にShear Stressがかかることにより，計測前に血管が拡張してしまい，FMD値が低くなる可能性がある。

③ 前腕に駆血用のカフを巻き，心電図計を装着する。

- 駆血および駆血解除動作に伴う外的刺激による血管像のずれの発生を予防するため，駆血カフおよび前腕装着部は浮いた状態とし，周囲のものと干渉しないようにする（**図4**）。

④ 上腕動脈長軸像を描出し，安静時血管径を測定する（**図5**）。

- 安静時血管径測定時に，できるだけ鮮明な血管像を描出することで，正確なFMD測定が可能となる。
- 前腕カフとプローベの距離をあけることにより，駆血時と駆血解除時の血管像のずれを予防できる。
- 上腕動脈血管径は血管内腔縁の測定にて決定するため，上腕動脈の近位壁（near wall）と遠位壁（far wall）の内膜中膜複合体をできるだけ鮮明に描出する必要がある（**図5**）。

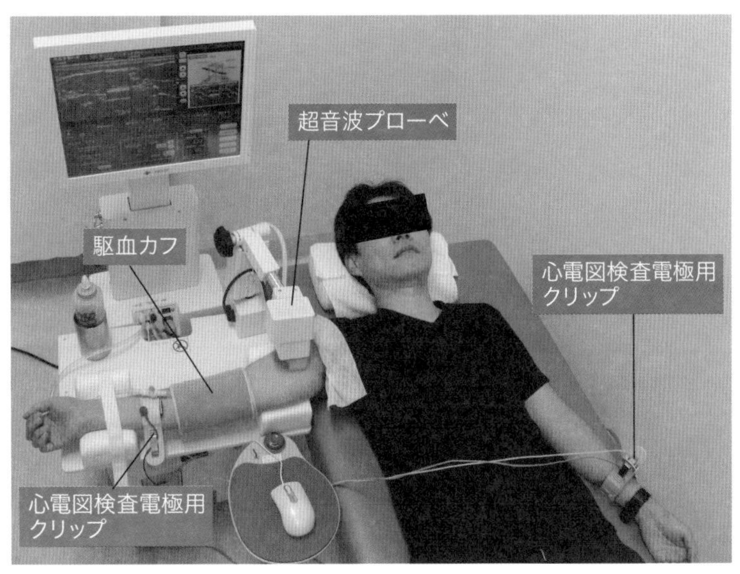

図４　FMD 測定風景

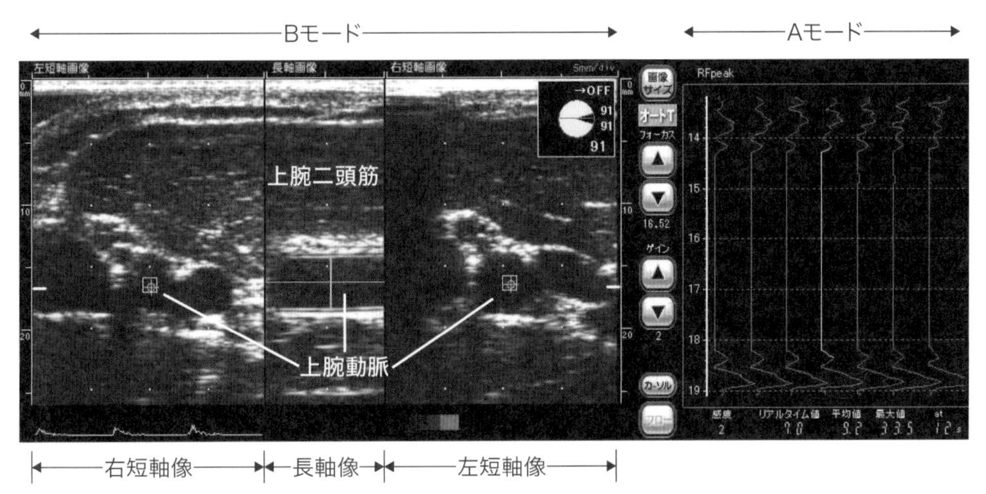

図５　上腕動脈血管径測定画面（㈱ユネクス製 FMD 測定専用機器）

- プローベと上腕動脈の間に上腕二頭筋を挟むことで，near wall の内膜中膜複合体が描出されやすくなる（**図５**）。
- 血管内腔縁描出が困難な症例では，内膜外膜境界にて血管径を測定する。
- ㈱ユネクスの測定機器では，左右断面像も描出されるため，血管の中心が前後上下にずれないように調整を行い，血管径が最大となるようにする（**図５**）。上腕動脈が弯曲している症例ではその限りではない。
- 血管径自動測定機能がついている機種では，血管径自動測定時に，血管内腔縁が測定されていることを確認する。

⑤ 前腕カフを収縮期血圧＋50 mmHg で 5 分間駆血する。

- 駆血にて大きく血管像がずれた場合は，駆血解除前に，ある程度ずれを戻しておく。

⑥ 駆血解放後，120 ～ 180 秒間，連続測定を行う。

- 駆血解除後の最大拡張血管径は，カフ解放後 45 ～ 60 秒後に最大となることが多い（**図６**）。その後，徐々に安静時血管径に戻る。

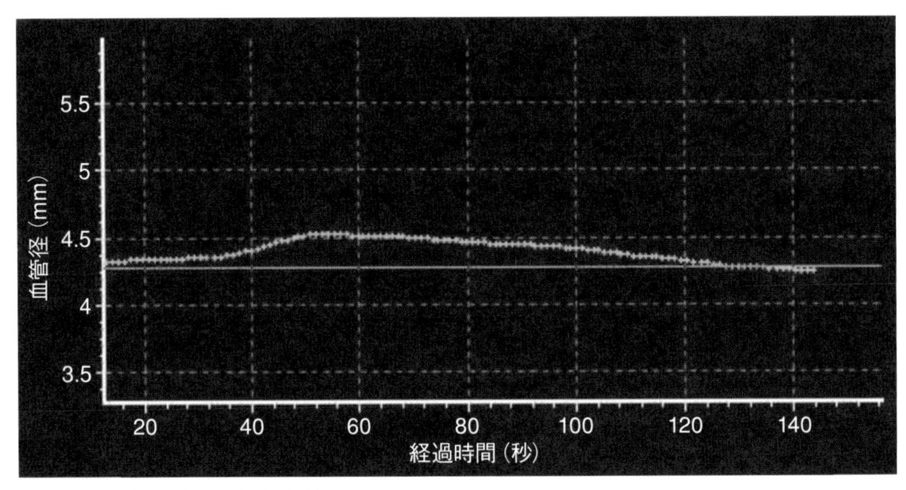

図 6　**駆血解除後の血管径変化**（青線）

ピットフォール

- 繰り返し測定によりFMD値が低下するため，同じ日に複数回FMDを計測する場合は，計測間隔を60分以上あける[13)]。
- double brachial arteryの症例が3〜15％の割合で存在する。健常者では，double brachial arteryでのFMD値は低値となるため，結果の解釈に注意が必要である[14)]。
- 検査前の内服薬の休止に関しては主治医の判断に委ねられる。硝酸薬は，計測前より上腕動脈を拡張させてしまうため，服薬中の正確なFMD測定は不可能である。また，Ca拮抗薬の内服によりFMD値が低くなる可能性が報告されているが，臨床的意義については不明である[15)]。
- 血流依存性の血管拡張反応は，駆血解除後の血流増加，血管内皮からのNO産生放出，NOによる血管平滑筋弛緩および血管拡張により生じる。このいずれかの異常によりFMDは低下する。NOに対する血管平滑筋の反応性を確認するために行われるニトログリセリン誘発性血管拡張反応（血流非依存性血管拡張反応）は，動脈硬化高リスク群にて低下する[16, 17)]。ニトログリセリン誘発性血管拡張反応低下例では，FMDは血管内皮からのNOを正確に反映しないため，FMDによる血管内皮機能評価は理論的に不可能である。

リスク・心血管疾患との関連

血管内皮機能障害は，心血管疾患危険因子や動脈硬化と密接に関与する[18)]。FMDは，古典的動脈硬化危険因子である高血圧，脂質異常症，糖尿病，喫煙により低下し[1, 5, 19, 20)]，危険因子が重複するほど低下することが示されている[19, 21, 22)]。また，FMDは運動不足やストレス，飲酒などの生活習慣や生活環境の影響も受ける[23-25)]。したがって，FMDを計測することにより，現在の血管の健康状態を評価することが可能である（**図 7**）。

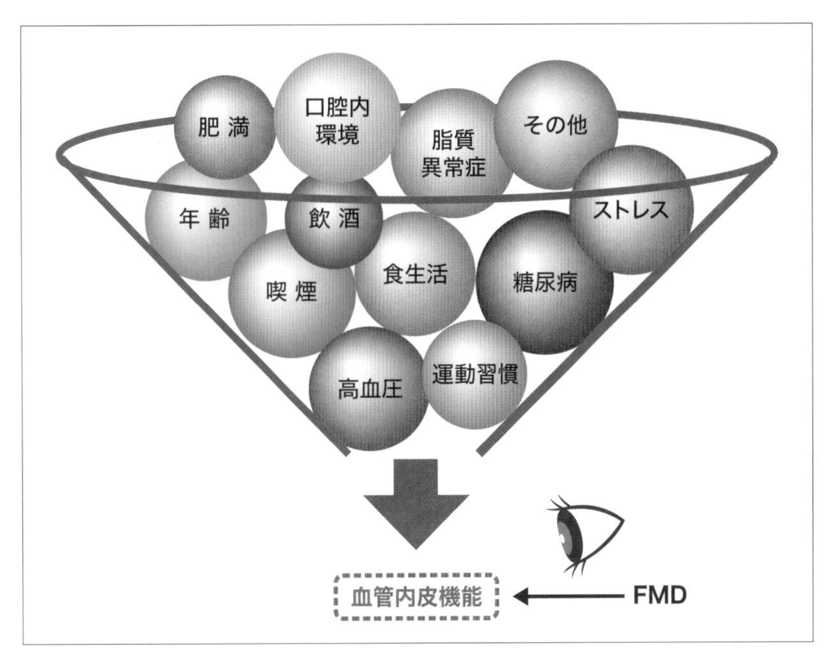

図7　FMDの臨床的意義

予後との関連

血管内皮機能障害は，動脈硬化の第一段階であるだけではなく，動脈硬化の維持・進展，心血管疾患発症にも関与する。したがって，血管内皮機能を反映するFMD値は，その後の臓器障害進行や心血管疾患発症の予測指標としても有用である。FMDが低下した症例では，FMDが維持された症例と比較して，頸動脈内膜中膜複合体厚や脈波伝播速度，微量アルブミン尿，腎機能が悪化することが示されている[26-30]。また，メタ解析により，FMDが1%上昇すると，心血管疾患発症リスクが12～13%低下することが示されている[31,32]。

血管内皮機能障害は，動脈壁の肥厚や石灰化，粥腫などの器質的変化よりも早い段階から生じる。したがって，画像診断で器質的な動脈硬化が検出されない症例のリスク層別化において，FMD検査は特に有用と考えられる。FMD検査で血管内皮機能を評価することにより，動脈硬化高リスク群の早期同定・早期介入が可能となり，将来的な動脈硬化の進行ならびに心血管疾患発症を予防できる可能性がある。冠動脈疾患患者や末梢動脈疾患患者など，動脈硬化が進行した高リスク群でも，FMDは予後予測指標として有用であることが報告されている[33-36]。高リスク群におけるFMD測定は，血管内皮機能が維持された，数少ない低リスク症例を同定する意義が大きい[33-35]。一方で，高リスク群では，多くの症例でFMDが低下しているため，リスク層別化に有用ではないとする報告も存在する[37-39]。FMD測定の結果は，患者の年齢や動脈硬化リスクをあわせて解釈する必要がある。

基準値

血管内皮機能検査であるFMD検査は，心血管疾患発症リスク評価に有用と考えられる。しかし，2010年のACC/AHAのガイドラインや，2015年の欧州ワーキンググループのポジションペーパーでは，心血管疾患発症リスク評価におけるFMD検査の推奨度はクラスIII No benefit（エビデンスレベルB）である[40, 41]。その理由の1つは，FMDの計測方法（カフ駆血部位，駆血圧，駆血時間，血管径測定方法など）が統一されておらず，FMDの基準値が定まっていないため，検査後の被検者への説明や，計測結果の治療方針へのフィードバックが困難なことであった。本邦では，2010年より多施設共同研究であるFMD－J研究が行われ，すべての参加施設において，前腕を収縮期血圧＋50 mmHgで5分間の駆血を行い，駆血解除後，血管径変化を2～3分間連続測定するプロトコールでFMD測定が行われた。これにより，FMD計測方法が標準化され，同一プロトコールで計測されたFMDデータが集積した。FMD－J研究に登録された7,222名のROCカーブの解析結果より，動脈硬化危険因子（高血圧，脂質異常症，糖尿病，喫煙，慢性腎臓病）保有者と健常者（危険因子なし）のカットオフ値は7.1％であった。年齢別の動脈硬化危険因子保有者と健常者のカットオフ値は，40歳未満では8.9％，40～49歳では7.1％，50～59歳では5.9％，60歳以上では4.5％であった。

FMDの異常値は，FMD－J研究と同様に前腕駆血法にてFMDの計測を行い，予後との関連を調べた国内外の研究において検討されている[42-45]。これらの研究において，心血管疾患発症高リスク群のFMDカットオフ値は，2.9～4.7％であった。

以上より，FMDの正常値は7％以上，FMDの異常値は4％未満，境界値は4～7％が妥当と考えられる（**図8**）[46]。今後，この基準値の妥当性についての前向きな検討が望まれる。なお，これらの基準値は，他のプロトコール（特に上腕駆血法）でFMD計測を行った場合には当てはまらないことに注意が必要である。

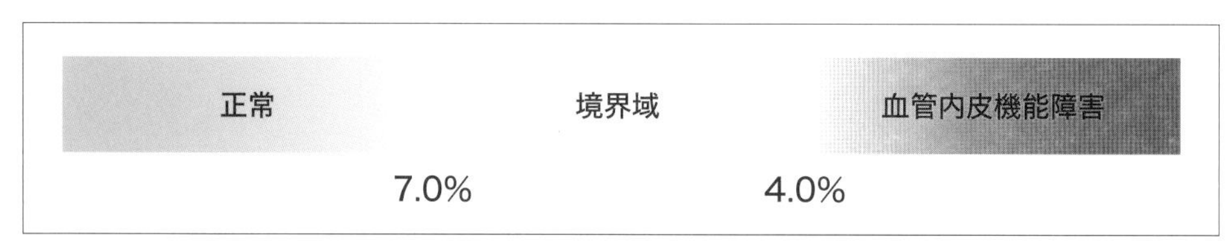

図8　FMD基準値
前腕駆血法によるFMD検査における基準値

ezFMD (enclosed zone FMD)

ezFMDは，オシロメトリック法を利用した血管内皮機能検査であり，1つのカフで簡便に測定ができる（**図9**）。オシロメトリック法は非観血の動脈血圧測定に一般的に用いられている原理である。カフ圧と平均血圧が等しい状況では，血管のコンプライアンスが最大となるため，血管断面積の脈動も最大となり，容積脈波振幅も最大となる。したがって，血管断面積は，血圧測定時に得られる最大容積脈波振幅と相関し，血管拡張に伴い容積脈波振幅も増大する。ezFMD検査は，駆血による血流依存性の血管拡張反応前後の容積脈波振幅の変化率を測定することで，血管内皮機能を評価する。実際の計測方法は，まず，血圧測定用カフを上腕に装着し，約10分の安静後，計測を開始する。血圧測定と安静時脈波測定後に，収縮期血圧に50 mmHgを加えた圧で5分間の駆血を行い，駆血解除後，速やかに複数回の脈波測定を行う。それぞれの脈波測定から得られた容積脈波を取り出し，反応性充血前後の容積脈波振幅の変化Aei（Arterial Endothelial Index：ezFMD［%］と同義）を評価する。ezFMD検査で得られるAeiは，安静時振幅値に対する駆血解除後の最大振幅値の比率であり，下記の式で算出される。

Aei (%) = [(駆血解除後の最大振幅値－安静時振幅値)／安静時振幅値] ×100

Aeiは，年齢やBMI，血圧，血糖値，喫煙と負の相関関係を認め，従来のFMDとも比較的良好に相関する[47]。単施設の人間ドック受検者272名での検討において，Aeiの平均値は26.6 ± 16.7%であり，Aeiが19.5%未満の群では，19.5%以上の群と比較して，心血管疾患発症リスクが有意に高いことが報告されている[48]。Aeiの基準値の設定には，今後，多施設での検討が必要である。現在は血圧脈波検査装置にAeiを計測できるものがある。ezFMD検査は，計測が簡便で，術者依存性が低いという利点があり，今後の普及が期待される。

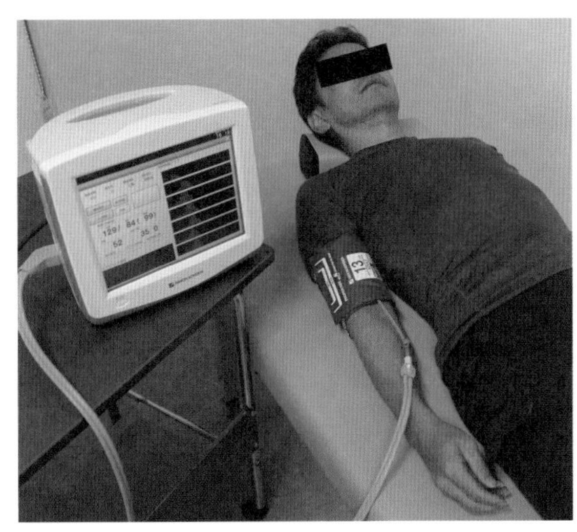

図9　ezFMD測定風景

文 献

1) Celermajer DS, Sorensen KE, Gooch VM, et al. Non-invasive detection of endothelial dysfunction in children and adults at risk of atherosclerosis. Lancet 1992; 340: 1111-1115. PMID: 1359209
2) Anderson TJ, Uehata A, Gerhard MD, et al. Close relation of endothelial function in the human coronary and peripheral circulations. J Am Coll Cardiol 1995; 26: 1235-1241. PMID: 7594037
3) Takase B, Uehata A, Akima T, et al. Endothelium-dependent flow-mediated vasodilation in coronary and brachial arteries in suspected coronary artery disease. Am J Cardiol 1998; 82: 1535-9, A7-8. PMID: 9874063
4) Teragawa H, Ueda K, Matsuda K, et al. Relationship between endothelial function in the coronary and brachial arteries. Clin Cardiol 2005; 28: 460-466. PMID: 16274093
5) Corretti MC, Anderson TJ, Benjamin EJ, et al. International Brachial Artery Reactivity Task Force. Guidelines for the ultrasound assessment of endothelial-dependent flow-mediated vasodilation of the brachial artery: a report of the International Brachial Artery Reactivity Task Force. J Am Coll Cardiol 2002; 39: 257-265. PMID: 11788217
6) 松岡秀洋, 植田真一郎, 東幸仁, 他. 心血管病サロゲートマーカーとしての Flow-Mediated Vasodilation 測定とその標準化案. 臨床薬理 2007; 38: 305-309.
7) Tomiyama H, Kohro T, Higashi Y, et al. A multicenter study design to assess the clinical usefulness of semi-automatic measurement of flow-mediated vasodilatation of the brachial artery. Int Heart J 2012; 53: 170-175. PMID: 22790685
8) Tomiyama H, Kohro T, Higashi Y, et al. Reliability of measurement of endothelial function across multiple institutions and establishment of reference values in Japanese. Atherosclerosis 2015; 242: 433-442. PMID: 26291496
9) 日本循環器学会. 循環器病の診断と治療に関するガイドライン (2011-2012 年度合同研究班報告)：血管機能の非侵襲的評価法に関するガイドライン. https://www.j-circ.or.jp/cms/wp-content/uploads/2020/02/JCS2013_yamashina_h.pdf
10) Joannides R, Haefeli WE, Linder L, et al. Nitric oxide is responsible for flow-dependent dilatation of human peripheral conduit arteries in vivo. Circulation 1995; 91: 1314-1319. PMID: 7867167
11) Doshi SN, Naka KK, Payne N, et al. Flow-mediated dilatation following wrist and upper arm occlusion in humans: the contribution of nitric oxide. Clin Sci (Lond) 2001; 101: 629-635. PMID: 11724650
12) Yunoki K, Nakamura K, Miyoshi T, et al. Ezetimibe improves postprandial hyperlipemia and its induced endothelial dysfunction. Atherosclerosis 2011; 217: 486-491. PMID: 21592480
13) Inaba H, Takeshita K, Uchida Y, et al. Recovery of flow-mediated vasodilatation after repetitive measurements is involved in early vascular impairment: comparison with indices of vascular tone. PLoS One 2014; 9: e83977. PMID: 24392103
14) Fujii Y, Teragawa H, Soga J, et al. Flow-mediated vasodilation and anatomical variation of the brachial artery (double brachial artery) in healthy subjects and patients with cardiovascular disease. Circ J 2013; 77: 1073-1080. PMID: 23220859
15) Maruhashi T, Kajikawa M, Kishimoto S, et al. Relationships Between Calcium Channel Blockers and Vascular Function Tests. Am J Hypertens 2019; 32: 640-648. PMID: 31089726
16) Maruhashi T, Soga J, Fujimura N, et al. Nitroglycerine-induced vasodilation for assessment of vascular function: a comparison with flow-mediated vasodilation. Arterioscler Thromb Vasc Biol 2013; 33: 1401-1408. PMID: 23520168
17) Adams MR, Robinson J, McCredie R, et al. Smooth muscle dysfunction occurs independently of impaired endothelium-dependent dilation in adults at risk of atherosclerosis. J Am Coll Cardiol 1998; 32: 123-127. PMID: 9669259
18) Brunner H, Cockcroft JR, Deanfield J, et al. Working Group on Endothelins and Endothelial Factors of the European Society of Hypertension. Endothelial function and dysfunction. Part II: Association with cardiovascular risk factors and diseases. A statement by the Working Group on Endothelins and Endothelial Factors of the European Society of Hypertension. J Hypertens 2005; 23: 233-246. PMID: 15662207
19) Celermajer DS, Sorensen KE, Bull C, et al. Endothelium-dependent dilation in the systemic arteries of asymptomatic subjects relates to coronary risk factors and their interaction. J Am Coll Cardiol 1994; 24: 1468-1474. PMID: 7930277
20) Ravikumar R, Deepa R, Shanthirani C, et al. Comparison of carotid intima-media thickness, arterial stiffness, and brachial artery flow mediated dilatation in diabetic and nondiabetic subjects (The Chennai Urban Population Study [CUPS-9]). Am J Cardiol 2002; 90: 702-707. PMID: 12356381
21) Tomiyama H, Matsumoto C, Yamada J, et al. The relationships of cardiovascular disease risk factors to flow-mediated dilatation in Japanese subjects free of cardiovascular disease. Hypertens Res 2008; 31: 2019-2025. PMID: 19098373
22) Maruhashi T, Soga J, Fujimura N, et al. Relationship between flow-mediated vasodilation and cardiovascular risk factors in a large community-based study. Heart 2013; 99: 1837-1842. PMID: 24153417
23) Clarkson P, Montgomery HE, Mullen MJ, et al. Exercise training enhances endothelial function in young men. J Am Coll Cardiol 1999; 33: 1379-1385. PMID: 10193742
24) Lima BB, Hammadah M, Kim JH, et al. Association of Transient Endothelial Dysfunction Induced by Mental Stress With Major Adverse Cardiovascular Events in Men and Women With Coronary Artery Disease. JAMA Cardiol 2019; 4: 988-996. PMID: 31509180
25) Oda N, Kajikawa M, Maruhashi T, et al. Endothelial function is impaired in relation to alcohol intake even in the case of light alcohol consumption in Asian men; Flow-mediated Dilation Japan (FMD-J) Study. Int J Cardiol 2017; 230: 523-528. PMID: 28057366

26) Tomiyama H, Ishizu T, Kohro T, et al. Longitudinal association among endothelial function, arterial stiffness and subclinical organ damage in hypertension. Int J Cardiol 2018; 253: 161-166. PMID: 29174285
27) Halcox JP, Donald AE, Ellins E, et al. Endothelial function predicts progression of carotid intima-media thickness. Circulation 2009; 119: 1005-1012. PMID: 19204308
28) Lind L. Flow-mediated vasodilation was found to be an independent predictor of changes in the carotid plaque status during a 5-year follow-up. J Atheroscler Thromb 2014; 21: 161-168. PMID: 24126123
29) Ito H, Nakashima M, Meguro K, et al. Flow Mediated Dilatation Is Reduced with the Progressive Stages of Glomerular Filtration Rate and Albuminuria in Type 2 Diabetic Patients without Coronary Heart Disease. J Diabetes Res 2015; 2015: 728127. PMID: 26064988
30) Stehouwer CD, Henry RM, Dekker JM, et al. Microalbuminuria is associated with impaired brachial artery, flow-mediated vasodilation in elderly individuals without and with diabetes: further evidence for a link between microalbuminuria and endothelial dysfunction--the Hoorn Study. Kidney Int Suppl 2004; 66: S42-S44. PMID: 15485416
31) Inaba Y, Chen JA, Bergmann SR. Prediction of future cardiovascular outcomes by flow-mediated vasodilatation of brachial artery: a meta-analysis. Int J Cardiovasc Imaging 2010; 26: 631-640. PMID: 20339920
32) Matsuzawa Y, Kwon TG, Lennon RJ, et al. Prognostic Value of Flow-Mediated Vasodilation in Brachial Artery and Fingertip Artery for Cardiovascular Events: A Systematic Review and Meta-Analysis. J Am Heart Assoc 2015; 4: e002270. PMID: 26567372
33) Maruhashi T, Soga J, Fujimura N, et al. Endothelial Dysfunction, Increased Arterial Stiffness, and Cardiovascular Risk Prediction in Patients With Coronary Artery Disease: FMD-J (Flow-Mediated Dilation Japan) Study A. J Am Heart Assoc 2018; 7: e008588. PMID: 30005558
34) Gokce N, Keaney JF Jr, Hunter LM, et al. Predictive value of noninvasively determined endothelial dysfunction for long-term cardiovascular events in patients with peripheral vascular disease. J Am Coll Cardiol 2003; 41: 1769-1775. PMID: 12767663
35) Huang AL, Silver AE, Shvenke E, et al. Predictive value of reactive hyperemia for cardiovascular events in patients with peripheral arterial disease undergoing vascular surgery. Arterioscler Thromb Vasc Biol 2007; 27: 2113-2119. PMID: 17717291
36) Meyer B, Mörtl D, Strecker K, et al. Flow-mediated vasodilation predicts outcome in patients with chronic heart failure: comparison with B-type natriuretic peptide. J Am Coll Cardiol 2005; 46: 1011-1018. PMID: 16168284
37) Nagai K, Shibata S, Akishita M, et al. Efficacy of combined use of three non-invasive atherosclerosis tests to predict vascular events in the elderly; carotid intima-media thickness, flow-mediated dilation of brachial artery and pulse wave velocity. Atherosclerosis 2013; 231: 365-370. PMID: 24267253
38) Kusunose K, Sato M, Yamada H, et al. Prognostic Implications of Non-Invasive Vascular Function Tests in High-Risk Atherosclerosis Patients. Circ J 2016; 80: 1034-1040. PMID: 26936237
39) Witte DR, Westerink J, de Koning EJ, et al. Is the association between flow-mediated dilation and cardiovascular risk limited to low-risk populations? J Am Coll Cardiol 2005; 45: 1987-1993. PMID: 15963397
40) Greenland P, Alpert JS, Beller GA, et al. American College of Cardiology Foundation/American Heart Association Task Force on Practice Guidelines. 2010 ACCF/AHA guideline for assessment of cardiovascular risk in asymptomatic adults: a report of the American College of Cardiology Foundation/American Heart Association Task Force on Practice Guidelines. Circulation 2010; 122: e584-e636. PMID: 21098428
41) Vlachopoulos C, Xaplanteris P, Aboyans V, et al. The role of vascular biomarkers for primary and secondary prevention. A position paper from the European Society of Cardiology Working Group on peripheral circulation: Endorsed by the Association for Research into Arterial Structure and Physiology (ARTERY) Society. Atherosclerosis 2015; 241: 507-532. PMID: 26117398
42) Muiesan ML, Salvetti M, Paini A, et al. Prognostic role of flow-mediated dilatation of the brachial artery in hypertensive patients. J Hypertens 2008; 26: 1612-1618. PMID: 18622240
43) Rossi R, Nuzzo A, Origliani G, et al. Prognostic role of flow-mediated dilation and cardiac risk factors in post-menopausal women. J Am Coll Cardiol 2008; 51: 997-1002. PMID: 18325438
44) Yeboah J, Folsom AR, Burke GL, et al. Predictive value of brachial flow-mediated dilation for incident cardiovascular events in a population-based study: the multi-ethnic study of atherosclerosis. Circulation 2009; 120: 502-509. PMID: 19635967
45) Kajikawa M, Maruhashi T, Hida E, et al. Combination of Flow-Mediated Vasodilation and Nitroglycerine-Induced Vasodilation Is More Effective for Prediction of Cardiovascular Events. Hypertension 2016; 67: 1045-1052. PMID: 26975705
46) Tanaka A, Tomiyama H, Maruhashi T, et al. Physiological Diagnosis Criteria for Vascular Failure Committee. Physiological Diagnostic Criteria for Vascular Failure. Hypertension 2018; 72: 1060-1071. PMID: 30354826
47) Idei N, Ukawa T, Kajikawa M, et al. A novel noninvasive and simple method for assessment of endothelial function: enclosed zone flow-mediated vasodilation (ezFMD) using an oscillation amplitude measurement. Atherosclerosis 2013; 229: 324-330. PMID: 23880183
48) Morimoto H, Kajikawa M, Oda N, et al. Endothelial Function Assessed by Automatic Measurement of Enclosed Zone Flow-Mediated Vasodilation Using an Oscillometric Method Is an Independent Predictor of Cardiovascular Events. J Am Heart Assoc 2016; 5: e004385. PMID: 28003249

RH-PAT

(reactive hyperemia peripheral arterial tonometry：指尖容積脈波を用いた反応性充血測定法)

RH-PAT（reactive hyperemia peripheral arterial tonometry）は，末梢動脈の血管内皮機能を簡便に，非侵襲的に測定する方法である。RH–PATより計測・算出される反応性充血指数（reactive hyperemia index：RHI）が血管内皮機能の指標となる。RHIは術者非依存性で，再現性が高いという特徴がある。RHIは種々の動脈硬化性疾患危険因子と関連するが，糖尿病，脂質異常症などの代謝異常をよく反映し，動脈硬化の形態的評価である冠動脈プラークの複雑性とは独立して心血管イベントを予測することが報告されている[1-7]。このような生理機能検査であるRH-PATは実地臨床において有効な心血管疾患リスク評価法である。2012年にRH-PATは血管内皮機能測定記録装置として承認され，2013年に日本循環器学会より発表された「血管機能の非侵襲的評価法に関するガイドライン」[8]にもRH-PATに関して詳述されている。

検査の原理

反応性充血を用いるという基本原理はFMD（flow-mediated vasodilation）と同様であるが，RH－PATは上腕動脈径ではなく指尖脈波を計測する。反応性充血では血管内皮由来一酸化窒素（NO）を含む種々の血管拡張因子による血管拡張反応が惹き起こされる[9]。左右の指，各1本に専用プローベを装着し，安静5分，駆血5分，駆血解除後5分の合計15分間，指先の容積脈波を測定する。駆血するのは片側のみであるが，片側だけの測定では駆血の痛みなどによる交感神経の興奮に基づく血管トーンの変化が結果に影響を及ぼすため，駆血しない側をコントロールとして用いることもFMDとの大きな違いである。RHIは基礎安静状態の指尖容積脈波に対して駆血再灌流後反応性充血の際の容積脈波が何倍に増大するかの比率で計測されるが，コントロール側の拡張率でこれを除し，全身性の交感神経系の影響を最小化している。また，安静時の血管トーヌスも影響するため，安静時脈波でも補正が行われる。RH－PATでは計測と解析がパソコン専用ソフトで自動解析されるため，簡便で術者非依存性である。術者に特別な訓練の必要がなく，客観的な検査であるため再現性が高い[10-12]。そのため多施設・国際比較にも適している。

検査の実施方法（注意事項）

外部からの刺激による影響を最小限にするため，以下のように測定環境を整える必要がある[8)]。

① 閑静で温度が一定（22～26℃）の部屋で測定する。
② 30分程度の安静の後に測定を開始する。*
③ 内皮機能には日内変動があるため，異なる日に反復測定する際は同じ時間帯に測定する。
④ 原則として，朝食前の空腹時に測定する（可能な限り食後8～12時間あける）。運動，たばこ，ビタミン類，カフェイン，アルコール飲料の摂取は6～12時間以上休止して測定する。*
⑤ 測定中は，会話や睡眠を避ける。
⑥ 白衣現象の影響などを抑えるため，被検者の緊張を取り除くことが望ましい。装置の装着時に目的や方法について簡単に説明することで精神的不安を取り除き，できるだけリラックスさせる。
⑦ 閉経前の女性の場合には，月経周期を考慮して，月経周期第1～7日に測定することが望ましい。
⑧ 薬剤の影響を除外するために，四半減期，あるいは1～3日の服薬休止とするガイドラインもある[13)]。しかし，倫理的な問題もあり，服薬休止に関しては主治医の判断に委ねる。

*項目②と④は，明確な時間制限の規約はない。

RH－PAT測定にはイタマー・メディカル社製の血管内皮機能測定記録装置EndoPAT™2000（図10）が用いられる。システムは，脈波データを感知・変換する

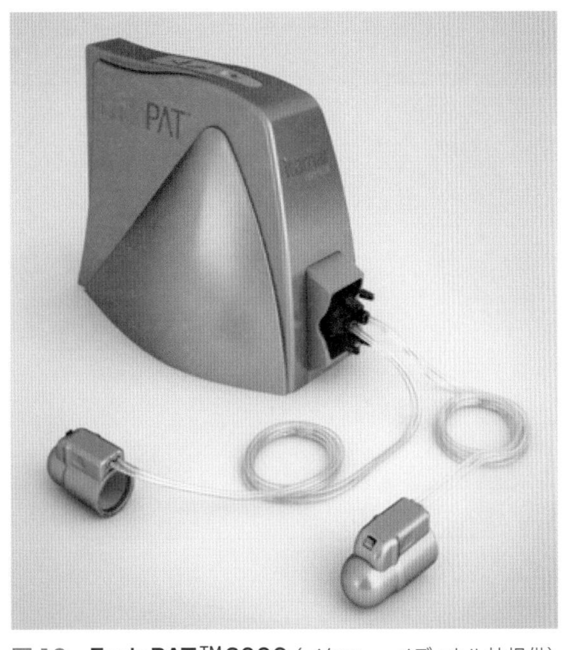

図10　EndoPAT™2000（イタマー・メディカル社提供）

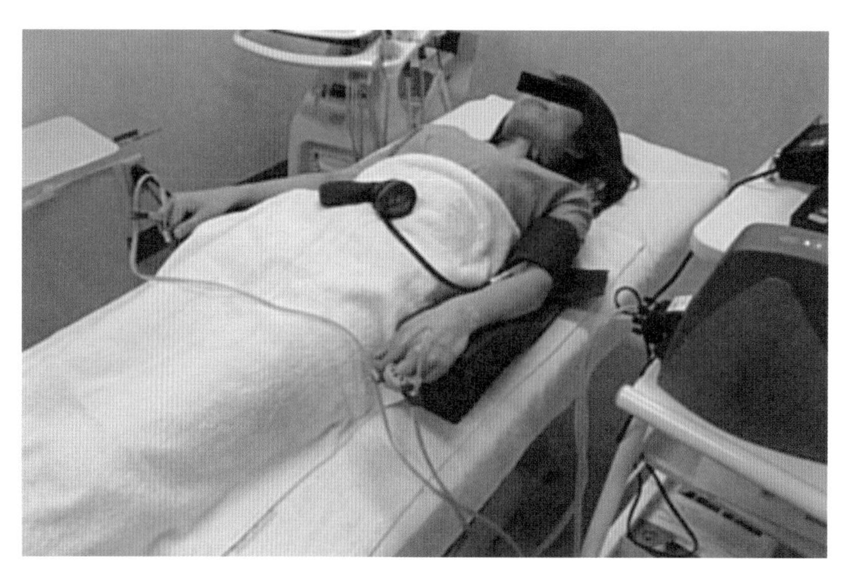

図 11　RHI 測定風景

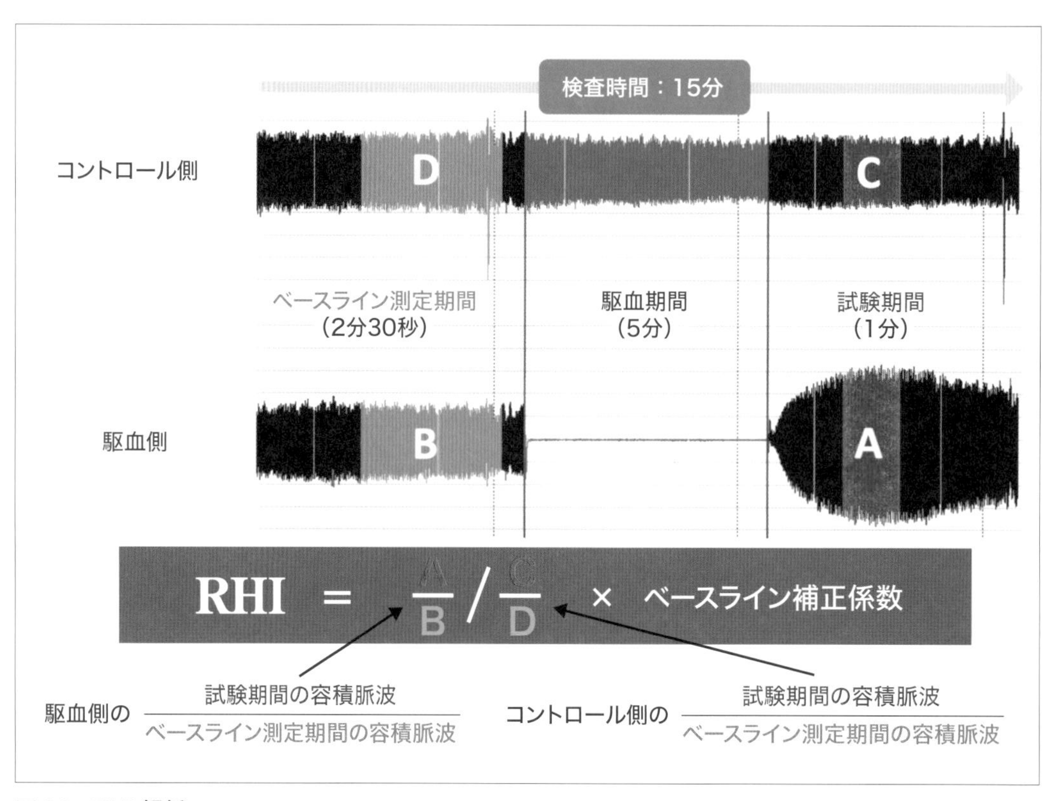

図 12　RHI 解析

EndoPAT™2000 本体，指尖脈波を検出する専用プローベ，データ解析用パソコン，駆血帯からなる。測定は臥位または座位の姿勢で行われる（図 11）。専用プローベを左右の指，各 1 本に装着し，駆血帯を検査側の上腕に巻く。基礎安静時脈波をベースラインとして 5 分間記録する。その後，駆血帯を収縮期血圧＋50 mmHg または 200 mmHg まで加圧し前腕を虚血状態にする。5 分間の駆血後，駆血カフをデフレートし虚血を解除する。これにより反応性充血反応を惹き起こす。駆血解除後の脈波を 5 分間記録し検査終了となる（図 12）。正常な血管内皮機能の場合，駆血側に良好な

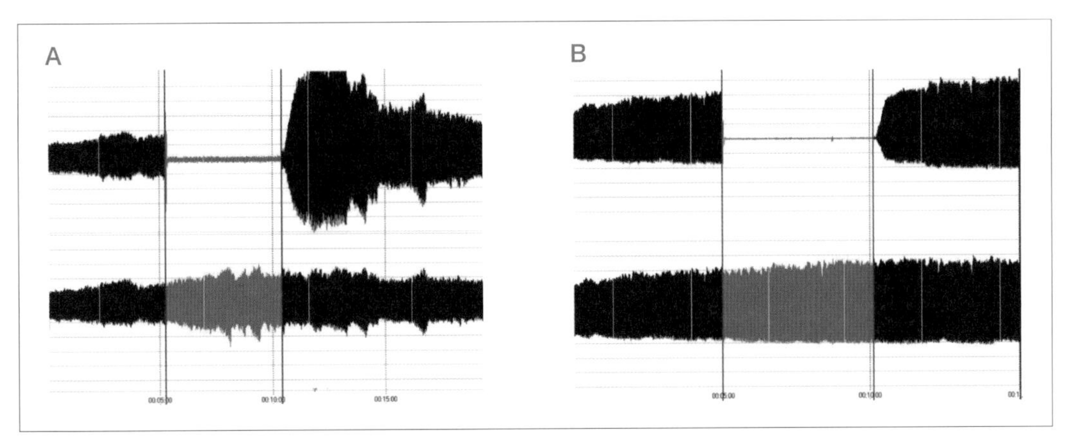

図 13　血管内皮機能正常例（A: RHI 2.56）および異常例（B: RHI 1.34）

反応性充血が起こり RHI の値が大きくなるが（図 13 A），血管内皮機能が障害されている場合は値が小さくなる（図 13 B）。

リスク・心血管疾患との関連

RHI と心血管疾患危険因子との関係については多数報告されている。フラミンガム研究の一般集団を対象にした検討では RHI がさまざまな心血管疾患危険因子と関係することが示されており，特に肥満や生活習慣に関連した危険因子は RHI との関係が強かった[14]。同じ非侵襲的末梢血管内皮機能検査である FMD は年齢，高血圧による血管障害をより良く反映するが，RHI はこの点で FMD と異なり，肥満，脂質異常症，糖尿病，喫煙などの血管障害を良く反映する[15]。FMD と RH－PAT の基本原理は同じであるが，測定対象血管が上腕動脈と指尖動脈である違いや，RHI がコントロール変化や基礎安静時脈波で補正されるという点で異なることが心血管疾患危険因子との関係にも違いをもたらしているのかもしれない。そのため，これら 2 つの検査は血管内皮障害の異なった側面を反映している可能性がある[16]。

RHI で評価される血管内皮機能は冠動脈プラークの存在と関連することが報告されている。特に進行した複雑性の高い冠動脈プラークとの関連が強いことが示されている点は重要である[2, 17]。冠動脈疾患，脳血管疾患，末梢動脈疾患などの動脈硬化性疾患を複数罹患している polyvascular disease 患者は冠動脈疾患のみの患者よりも予後が悪いことが知られているが[18]，polyvascular disease 患者の RHI は monovascular disease 患者に比較してより高度に低下している[19]。このように，複雑性の高い動脈硬化プラーク，広範囲に進展した動脈硬化を有する患者において，RHI で評価する血管内皮機能は高度に障害されている。全身の動脈硬化性プラークと RHI の関連に加えて，重要なことに末梢動脈内皮機能指標である RHI は冠動脈内皮機能と良く相関し，冠動脈スパスムの存在を高い確率で予測する[20]。さらに，残存血小板反応性はステント血栓症のリスクとなることが示唆されるが，抗血小板薬 2 剤内服中の冠動脈疾患患者において，RHI で評価した血管内皮機能障害が，高い残存血小板反応性と関連することも報告されている[21]。まとめると，RHI で評価した血管内皮機能障害は動脈硬化プラークの進展・複雑性，残存血小板反応性，冠動脈スパスムなどの動脈硬化性血栓塞栓イベントの複数の要素と関連していると言える。

RHI 評価による血管内皮機能障害は心臓手術後の有害事象を予測するという報告や，整形外科術後の静脈血栓症の発生を予測するという報告もある[22, 23]。また，血管内皮機能は慢性閉塞性肺疾患，神経変性疾患，うつ病，自己免疫疾患などの他の疾患との関連も報告されており[24-27]，全身を総合的に評価するうえでも血管内皮機能検査は重要である。

予後との関連

上述のように，RHI 評価による血管内皮機能障害は，動脈硬化性の血管障害と心血管疾患の存在を反映する。血管内皮機能は個々の患者に影響を及ぼしているすべての血管障害因子と保護因子のバランスにより決まる。つまり，頸動脈エコーや冠動脈 CT，冠動脈造影，血管内イメージングなどの動脈硬化の形態的評価は長年かけて蓄積された動脈硬化進展の量的・解剖学的情報を提供する一方，血管内皮機能評価はその時点での血管疾患の活動性を反映する。損傷され機能障害に陥った血管内皮は，血管収縮，血栓形成，平滑筋増殖，白血球粘着・遊走などの好ましくない方向の生理的反応を惹き起こす。このように血管内皮は動脈硬化の初期進展から血栓塞栓イベントに至るまで極めて重要な役割を担う。

最近のメタ解析では，RHI の心血管イベントに対する有意な予測能が報告されている[1]。2010 年，Rubinshtein らによって初めて RHI による血管内皮機能障害と心血管有害イベントとの関連が報告された[4]。この研究には胸痛精査のために受診した 270 人（平均年齢 54 歳，男性 52%）が登録され，中央値 5.8 年の追跡調査が行われた。研究対象症例の平均フラミンガムリスクスコアは 7.2%であり多くの患者が低リスク群に分類されている。重要なことに，RHI 低値群では高値群に比較して心血管イベントリスクが 83%高かった。後に，左室駆出率の保たれた心不全（HFpEF）患者[5, 6]，左室駆出率の低下した心不全（HFrEF）患者[28]，冠動脈疾患患者[2, 3, 7]，慢性腎臓病患者[29] でも RHI の心血管イベント予測能について報告された（**表 2**）。

上述のように，血管内皮機能は心血管疾患の機能的な活動性を評価すると考えられており，RHI の予後予測能は冠動脈プラークの形態的評価とは独立している[2]。胸痛は救急外来を受診する患者において最も多い症状の 1 つであり，特に治療を要さない軽症例から，心血管疾患が原因の致死的な重症例まで幅広いスペクトラムを含むため診療における判断が難しい。「Chest pain observation unit（CPU）」は低リスク患者の入院数を減らし，急性冠症候群患者の不適切な帰宅を減らすために最近拡がってきた診療体制で[30]，興味深いことに，Shechter らは胸痛を主訴に CPU を受診した患者のリスク層別化における RHI の臨床的有効性を報告している[31]。これによると，通常診療で行われる，病歴聴取，身体所見，心電図，血液検査所見によるリスク層別化に

RHIを加えることで，重症患者の鑑別性が向上する可能性がある。血管内皮機能障害の特徴として，動脈硬化の初期から末期に至るどの段階においても可逆性であり，すべての段階において動脈硬化の進展・退縮に重要な役割を果たす。そのため，RHI測定は動脈硬化のすべての段階において病態生理学的異常と心血管イベントリスクを検出するために有用である。しかし，一次予防集団におけるRHIのエビデンスはないため，今後の研究が必要である。

表2　RHIと心血管イベントに関する前向き研究

	対象	国	観察期間（月）	イベント数（件）	対象数（例）	年間イベント発生率（%）	RHIカットオフ値	年間イベント発生率（%）		エンドポイント
								低RHI群	高RHI群	
Rubinshtein, 2010[4]	胸痛患者	米国	70*1*2	86	270	5.5	1.49	6.9	4.0	心血管死亡，心筋梗塞，冠血行再建，心疾患での入院
秋山，2012[5]	HFpEF	日本	20*1	59	321	11.0	1.63	16.9	5.3	心血管死亡，心筋梗塞，不安定狭心症，冠血行再建，脳梗塞，心不全
松江，2013[6]	HFpEF	日本	10*1	32	159	24.2	1.63	データなし	データなし	心不全死亡，心不全
松澤，2013[2]	胸痛患者	日本	34*1	105	528	7.0	1.70	11.2	2.9	心血管死亡，心筋梗塞，不安定狭心症，冠血行再建，脳梗塞，大動脈疾患，末梢動脈疾患
Ikonomidis, 2014[3]	冠動脈疾患	ギリシャ	34*1	12	111	3.8	1.26	データなし	データなし	全死亡，心筋梗塞
松江，2014[7]	冠動脈疾患	日本	31*2	22	213	4.0	1.72	6.1	1.5	冠疾患死亡，心筋梗塞，狭心症
平田，2014[29]	慢性腎臓病	日本	30*1	90	383	9.3	1.69	13.1	4.6	心血管死亡，心筋梗塞，不安定狭心症，脳梗塞，心不全，冠血行再建
藤末，2015[28]	HFrEF	日本	32*2	82	362	8.5	1.63	11.6	5.4	心血管死亡，心不全
Shechter, 2017[31]	胸痛患者	米国 イスラエル	12	20	300	6.6	2.08	12.6	0.7	全死亡，心筋梗塞，狭心症，脳梗塞，冠血行再建，心不全

*1平均値，*2中央値

基準値

カットオフ値を検討するうえで，まず，RHI 値と心血管疾患リスクは連続的な関係にあることを認識しておかなければならない。連続的であるゆえ，RHI のカットオフ値を決めたとしても，綺麗に心血管イベントリスクが二分されるわけではない。

Bonetti らは，アセチルコリン負荷で診断した冠動脈内皮機能障害を検出するためのカットオフ値として RHI 1.67 を 2004 年に報告した[32]。このカットオフ値を用いると感度 82%，特異度 77% と良好な精度で冠動脈内皮機能障害を予測することができた。この RHI 1.67 はカットオフ値として広く受け入れられている。この研究に引き続いて，RHI の心血管イベント予測に関する前向き研究が複数報告された（**表 2**）。これらの研究では，RHI のカットオフ値は 1.5 〜 1.7 の範囲内が多いが，カットオフ値以上の値の患者群でも，年間イベント発生率が 2 〜 5% である。直近の報告ではカットオフ値として RHI 2.08 が用いられているが，カットオフ値以上の集団では年間イベント率がわずか 0.7% であった[31]。これらのエビデンスに基づき，カットオフ値として 1.67 未満を血管内皮機能障害，1.67 〜 2.09 を境界域，2.10 以上を正常血管内皮機能として提唱する（**図 14**）。特に RHI ＜ 1.50 は高度の内皮機能障害を示し，非常にリスクの高い集団として認識する必要がある。

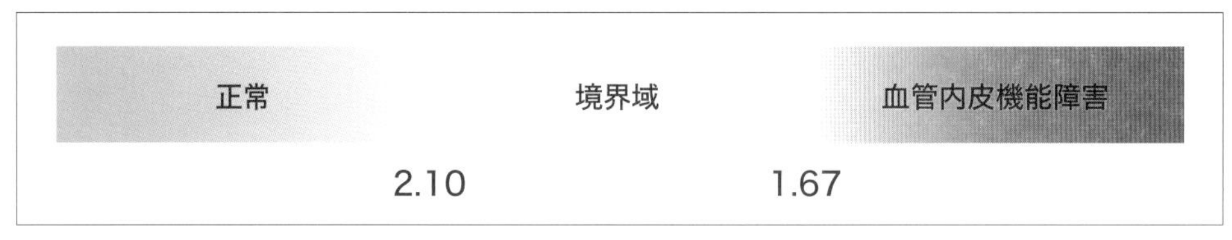

図 14　**RHI 基準値**

文　献

1) Matsuzawa Y, Kwon TG, Lennon RJ, et al. Prognostic Value of Flow-Mediated Vasodilation in Brachial Artery and Fingertip Artery for Cardiovascular Events: A Systematic Review and Meta-Analysis. J Am Heart Assoc 2015; 4: e002270. PMID: 26567372

2) Matsuzawa Y, Sugiyama S, Sumida H, et al. Peripheral endothelial function and cardiovascular events in high-risk patients. J Am Heart Assoc 2013; 2: e000426. PMID: 24275629

3) Ikonomidis I, Kadoglou NN, Tritakis V, et al. Association of Lp-PLA2 with digital reactive hyperemia, coronary flow reserve, carotid atherosclerosis and arterial stiffness in coronary artery disease. Atherosclerosis 2014; 234: 34-41. PMID: 24594367

4) Rubinshtein R, Kuvin JT, Soffler M, et al. Assessment of endothelial function by non-invasive peripheral arterial tonometry predicts late cardiovascular adverse events. Eur Heart J 2010; 31: 1142-1148. PMID: 20181680

5) Akiyama E, Sugiyama S, Matsuzawa Y, et al. Incremental prognostic significance of peripheral endothelial dysfunction in patients with heart failure with normal left ventricular ejection fraction. J Am Coll Cardiol 2012; 60: 1778-1786. PMID: 23040568

6) Matsue Y, Suzuki M, Nagahori W, et al. Endothelial dysfunction measured by peripheral arterial tonometry predicts prognosis in patients with heart failure with preserved ejection fraction. Int J Cardiol 2013; 168: 36-40. PMID: 23021763

7) Matsue Y, Yoshida K, Nagahori W, et al. Peripheral microvascular dysfunction predicts residual risk in coronary artery disease patients on statin therapy. Atherosclerosis 2014; 232: 186-190. PMID: 24401235

8) 日本循環器学会．循環器病の診断と治療に関するガイドライン（2011-2012 年度合同研究班報告）：血管機能の非侵襲的評価法に関するガイドライン．https://www.j-circ.or.jp/cms/wp-content/uploads/2020/02/JCS2013_yamashina_h.pdf

9) Nohria A, Gerhard-Herman M, Creager MA, et al. Role

of nitric oxide in the regulation of digital pulse volume amplitude in humans. J Appl Physiol (1985) 2006; 101: 545-548. PMID: 16614356
10) Tomfohr LM, Martin TM, Miller GE. Symptoms of depression and impaired endothelial function in healthy adolescent women. J Behav Med 2008; 31: 137-143. PMID: 18165894
11) Selamet Tierney ES, Newburger JW, Gauvreau K, et al. Endothelial pulse amplitude testing: feasibility and reproducibility in adolescents. J Pediatr 2009; 154: 901-905. PMID: 19217124
12) McCrea CE, Skulas-Ray AC, Chow M, et al. Test-retest reliability of pulse amplitude tonometry measures of vascular endothelial function: implications for clinical trial design. Vasc Med 2012; 17: 29-36. PMID: 22363016
13) Corretti MC, Anderson TJ, Benjamin EJ, et al. International Brachial Artery Reactivity Task Force. Guidelines for the ultrasound assessment of endothelial-dependent flow-mediated vasodilation of the brachial artery: a report of the International Brachial Artery Reactivity Task Force. J Am Coll Cardiol 2002; 39: 257-265. PMID: 11788217
14) Hamburg NM, Keyes MJ, Larson MG, et al. Cross-sectional relations of digital vascular function to cardiovascular risk factors in the Framingham Heart Study. Circulation 2008; 117: 2467-2474. PMID: 18458169
15) Hamburg NM, Palmisano J, Larson MG, et al. Relation of brachial and digital measures of vascular function in the community: the Framingham heart study. Hypertension 2011; 57: 390-396. PMID: 21263120
16) Schnabel RB, Schulz A, Wild PS, et al. Noninvasive vascular function measurement in the community: cross-sectional relations and comparison of methods. Circ Cardiovasc Imaging 2011; 4: 371-380. PMID: 21551420
17) Matsuzawa Y, Li J, Aoki T, et al. Predictive value of endothelial function by noninvasive peripheral arterial tonometry for coronary artery disease. Coron Artery Dis 2015; 26: 231-238. PMID: 25503420
18) Miura T, Soga Y, Doijiri T, et al. Prevalence and clinical outcome of polyvascular atherosclerotic disease in patients undergoing coronary intervention. Circ J 2013; 77: 89-95. PMID: 23018634
19) Maeda H, Sugiyama S, Jinnouchi H, et al. Advanced peripheral microvascular endothelial dysfunction and polyvascular disease in patients with high cardiovascular risk. J Cardiol 2016; 67: 455-462. PMID: 26343752
20) Matsuzawa Y, Sugiyama S, Sugamura K, et al. Digital assessment of endothelial function and ischemic heart disease in women. J Am Coll Cardiol 2010; 55: 1688-1696. PMID: 20394872
21) Fujisue K, Sugiyama S, Ono T, et al. Effects of endothelial dysfunction on residual platelet aggregability after dual antiplatelet therapy with aspirin and clopidogrel in patients with stable coronary artery disease. Circ Cardiovasc Interv 2013; 6: 452-459. PMID: 23922147
22) Saito Y, Kitahara H, Matsumiya G, et al. Preoperative Assessment of Endothelial Function for Prediction of Adverse Events After Cardiovascular Surgery. Circ J 2017; 82: 118-122. PMID: 28768922
23) Suzuki H, Matsuzawa Y, Konishi M, et al. Utility of noninvasive endothelial function test for prediction of deep vein thrombosis after total hip or knee arthroplasty. Circ J 2014; 78: 1723-1732. PMID: 24770356
24) Malerba M, Radaeli A, Nardin M, et al. Endothelial dysfunction assessment by noninvasive peripheral arterial tonometry in patients with chronic obstructive pulmonary disease compared with healthy subjects. Clin Respir J 2018; 12: 1466-1472. PMID: 28779547
25) Fukui Y, Hishikawa N, Shang J, et al. Peripheral arterial endothelial dysfunction of neurodegenerative diseases. J Neurol Sci 2016; 366: 94-99. PMID: 27288784
26) Fiedorowicz JG, Ellingrod VL, Kaplan MJ, et al. The development of depressive symptoms during medical internship stress predicts worsening vascular function. J Psychosom Res 2015; 79: 243-245. PMID: 26115588
27) Jung C, Drummer K, Oelzner P, et al. The association between endothelial microparticles and inflammation in patients with systemic sclerosis and Raynaud's phenomenon as detected by functional imaging. Clin Hemorheol Microcirc 2015; 61: 549-557. PMID: 26410864
28) Fujisue K, Sugiyama S, Matsuzawa Y, et al. Prognostic Significance of Peripheral Microvascular Endothelial Dysfunction in Heart Failure With Reduced Left Ventricular Ejection Fraction. Circ J 2015; 79: 2623-2631. PMID: 26489455
29) Hirata Y, Sugiyama S, Yamamoto E, et al. Endothelial function and cardiovascular events in chronic kidney disease. Int J Cardiol 2014; 173: 481-486. PMID: 24703800
30) Goodacre S, Nicholl J, Dixon S, et al. Randomised controlled trial and economic evaluation of a chest pain observation unit compared with routine care. BMJ 2004; 328: 254. PMID: 14724129
31) Shechter M, Matetzky S, Prasad M, et al. Endothelial function predicts 1-year adverse clinical outcome in patients hospitalized in the emergency department chest pain unit. Int J Cardiol 2017; 240: 14-19. PMID: 28477961
32) Bonetti PO, Pumper GM, Higano ST, et al. Noninvasive identification of patients with early coronary atherosclerosis by assessment of digital reactive hyperemia. J Am Coll Cardiol 2004; 44: 2137-2141. PMID: 15582310

中膜機能

大動脈など径の大きい弾性動脈は，末梢の筋性動脈に比べて弾性線維に富んだ中膜を有し，心収縮期の血液駆出に伴い大きく伸展拡張する特性を有する[1-5]。この特性により，弾性動脈は主要臓器に血液を運搬することに関連して，心血管系への2つの好ましい効果をもたらす。

クッション効果

左室は収縮期に100～140 mmHgの圧エネルギーにて血液を大動脈に駆出する。駆出時に大動脈が拡張することにより"左室の仕事量（後負荷）を軽減"し，同時にこの駆出エネルギーが直接動脈壁に及ぼす壁応力を減弱させ"血管壁への負荷も軽減（壁応力やずり応力を減弱）"する。さらに，この駆出エネルギーは一部，動脈壁の振動エネルギーとして末梢に伝搬するが，大動脈のクッション効果はこの末梢へのエネルギー伝搬を減衰させ"末梢臓器の微小血管保護"としても作用している[1-5]。

Windkessel 効果

左室からの血液の駆出は収縮期に限定された拍動流である。弾性動脈は収縮期に拡張し拡張期に元に戻ろうとし，この拍動流を定常流に近い形で主要臓器に血液を灌流させる作用（Windkessel 効果）を有する。左室収縮に伴い左室内圧・動脈内圧はともに急峻に上昇する。拡張期には左室内圧は急峻に低下するが，大動脈は弾性を有するため動脈内圧の低下は緩徐となる。さらに，収縮期の大動脈拡張に伴い60%近くの血液が大動脈に貯留し，拡張期に，この貯留した血液が末梢に送血され"定常に近い血液灌流を主要臓器は受ける"こととなる（**図15**）。他の臓器血液灌流と異なり，冠動脈は拡張期血液灌流量が大きく，冠血液灌流維持にWindkessel 効果は重要である。

さて，中膜は血管平滑筋や結合織要素（エラスチンやコラーゲン）を含み，血管壁の緊張度の維持にかかわっている。重要事項は，動脈の区域により中膜の組成配分が異なることである。左室近傍の大動脈は弾性線維が豊富で，末梢に行くにしたがい膠原線維の割合が増加する。また，血管平滑筋の含有比率も増加する。このため，加齢，炎症，動脈硬化，交感神経などの病態による中膜機能障害は動脈区域で異なる[1-5]。

血管平滑筋の弛緩機能の低下，血管壁内の結合組織組成変化は内皮機能障害や炎症性サイトカインと相互に関連する。このプロセスは，動脈スティフネスを促進し，血管平滑筋の増殖，遊走と血管壁内結合組織要素の増殖を惹き起こす[4,5]。これら一連の現象は，新生内膜の増殖とプラークの形成につながる。動脈スティフネスは血液循環の病態生理にかかわる重要な因子であり，心血管疾患の診断，予後を規定する指標でもある。動脈スティフネスは，機能的に，器質的に亢進する。血管平滑筋の緊張や血圧上昇は機能的亢進に重要な役割を果たす一方，血管平滑筋の肥大，増殖，結合組

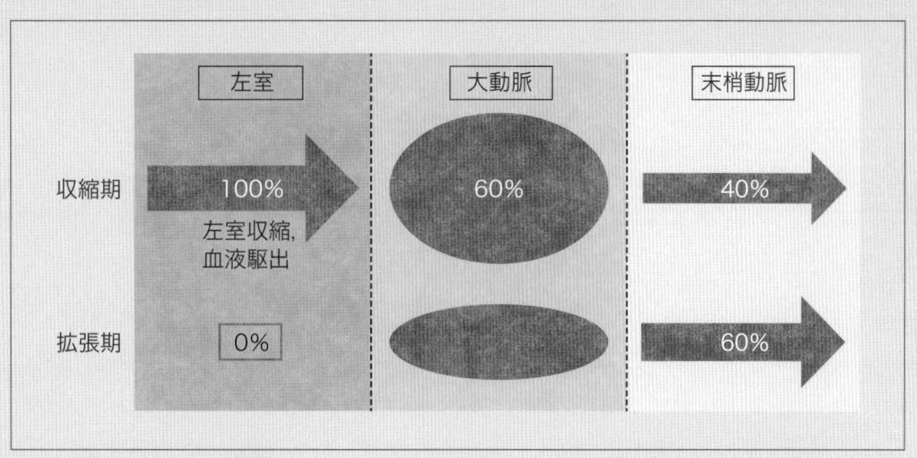

図 15 Windkessel 効果

織の異常（すなわち，エラスチンの断裂やコラーゲンの増殖）は器質的増悪の要因である[1,4,5]。血管平滑筋の異常が動脈壁硬化の主要な要因であることを示した臨床研究はないが，交感神経活動は，血管平滑筋の緊張度を高めることで，動脈スティフネスを高めると考えられている。さらに，血管壁の結合組織の異常も器質的に動脈スティフネスを促進する。したがって，動脈スティフネスは中膜機能を評価する指標として使用可能と考えられる[1-5]。

これまで，脈波伝播速度やスティフネスパラメータβなど，多くの指標が動脈スティフネスを定量化する手法として提案されている[1-5]。上腕-足首間脈波伝播速度（**baPWV**）は頸動脈-大腿動脈間脈波伝播速度（cfPWV）に比し，血管平滑筋の緊張度に対する依存性が高い[1-3]。この意味で，cfPWV（大血管硬化指標）と baPWV（大血管-筋性血管硬化指標）は異なった中膜機能を反映することは注視する必要がある。さらに，スティフネスパラメータβは血圧の影響を受けない血管硬化指標である。この指標の概念は，cardio-ankle vascular index（**CAVI**）とよばれる動脈壁硬化指標の開発に応用されている[6]。以下，baPWV および CAVI について概説する。

文 献

1) Tomiyama H, Yamashina A. Non-invasive vascular function tests: their pathophysiological background and clinical application. Circ J 2010; 74: 24-33. PMID: 19920359
2) Laurent S, Boutouyrie P. Recent advances in arterial stiffness and wave reflection in human hypertension. Hypertension 2007; 49: 1202-1206. PMID: 17452508
3) Munakata M. Brachial-ankle pulse wave velocity in the measurement of arterial stiffness: recent evidence and clinical applications. Curr Hypertens Rev 2014; 10: 49-57. PMID: 25392144
4) Pierce GL. Mechanisms and Subclinical Consequences of Aortic Stiffness. Hypertension 2017; 70: 848-853. PMID: 28874465
5) Zieman SJ, Melenovsky V, Kass DA. Mechanisms, pathophysiology, and therapy of arterial stiffness. Arterioscler Thromb Vasc Biol 2005; 25: 932-943. PMID: 15731494
6) Shirai K, Hiruta N, Song M, et al. Cardio-ankle vascular index (CAVI) as a novel indicator of arterial stiffness: theory, evidence and perspectives. J Atheroscler Thromb 2011; 18: 924-938. PMID: 21628839

baPWV
(brachial-ankle pulse wave velocity：上腕-足首間脈波伝播速度)

脈波伝播速度（pulse wave velocity：PWV）は100年以上の歴史を有する検査方法である。当初，血管障害（粥状動脈硬化）評価の指標として使用されていた。しかし，その後，粥状動脈硬化は超音波，MRI，CTなどの他の画像診断モダリティにおいて形態的により鮮明な評価が可能となり，1990年代後半からは，脈波伝播速度は粥状動脈硬化に関連した指標よりも，むしろ動脈スティフネスの指標として取り扱われるようになっている。いくつもの疫学研究で，動脈スティフネスは脳心血管疾患発症およびその予後の独立したリスクであることが示されている[1-5]。そして，上述した動脈スティフネスに関連した心血管系血行動態異常が脳心血管疾患発症・増悪に関与する概念が認知されるようになり[1-5]，現在，PWV（上腕-足首間脈波伝播速度［brachial-ankle PWV：baPWV］，頸動脈-大腿動脈間脈波伝播速度［carotid-femoral PWV：cfPWV］）は脳心血管疾患関連予後予測指標として臨床使用されている。欧州・米国など非アジア圏では，頸動脈・大腿動脈に圧脈動検出プローベを圧着するcfPWVが使用されている。一方，アジア圏では2000年ごろから四肢に血圧測定カフを装着することで測定可能な簡便なbaPWVが使用されている。本稿では，主にbaPWVについて解説する。

検査の原理

PWVの概念

PWVは（脈波が伝搬する）区域動脈の弾性を反映する。左室の収縮は動脈の振動，いわゆる脈波を発生させるが，その脈波は血管床を末梢に向かって伝搬する。動脈壁硬化の亢進はこの脈波の伝搬の速度を速める。PWVは伝搬した血管の距離（Distance［ΔL］）を伝搬に要した時間（Time delay［ΔT］）で除することで求められる（**図16**）[1-3]。PWVは動脈の2つの区間上で脈波を計測できれば，いずれの領域でも求められる。cfPWVは全世界で最も一般的に用いられている非侵襲的検査方法である。baPWVは，より長い血管区間の脈波伝播速度をみており，理論的にはcfPWVに付加的な情報を提供する[1-3]。

baPWV

上腕動脈-足首動脈間距離の算出は，多数の健常人の身長のデータに基づく公式によって行う。具体的には，大動脈弁口-上腕距離（Lb）＝0.2195×身長（cm）−2.0734，大動脈弁口-足首距離（La）＝0.8129×身長（cm）＋12.328を算出し，上腕-足首間距離（La-Lb）を決定する。脈波伝播時間差を算出するには，脈波の立ち上がり点の決定が重要である。baPWVは半導体圧力センサ（周波数帯域0.1〜100 Hz）からの脈

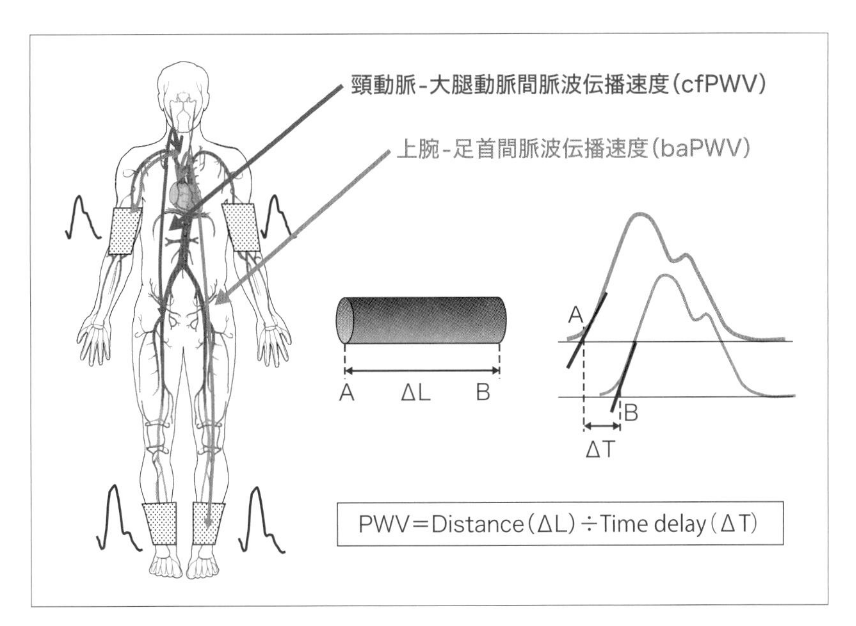

図16 脈波伝播速度

波信号を1,200 Hzのサンプリング周波数にて10秒間集積し，5 Hz以下のノイズをフィルタで除去して変曲点を立ち上がり点として決定し，脈波の立ち上がりの時間差を求めている。

検査の実施方法

測定条件（CAVIでも同様[6]）

2013年度日本循環器病学会「血管機能の非侵襲的評価法に関するガイドライン」[7] 参照

PWVは血圧，脈拍の影響を受けるので，測定前に十分な安静をとってから記録を開始する必要がある。欧州高血圧学会の非侵襲的動脈機能検査ワーキンググループが策定した日常診療における脈波速度の測定に関する最新の合意文書（consensus document）では，適切な測定法として以下の項目があげられている[8]。

① 閑静で温度が一定の部屋（22～26℃）で行う
② 最低10分の安静の後に記録する
③ 右総頸動脈および右大腿動脈で測定することが望ましい
④ 日内変動があるので，反復測定する際は，同じ時刻に行う
⑤ 原則として測定前3時間は，食事，カフェイン，たばこは控える
⑥ 測定中，会話，睡眠は避ける
⑦ 脈波は最低1呼吸周期（5～6秒）以上記録する
⑧ 白衣性高血圧の影響などを避けるため，被検者の緊張を取り除くことが望ましいゆえに装置の装着時に目的や方法について簡単に説明し，リラックスさせる
⑨ 最低2回測定し，0.5 m/秒以上誤差がある場合には追加測定し，中央値を用いる
⑩ 不整脈，不安定型重症頸動脈狭窄，頸動脈洞反射亢進症候群などではcfPWVの測定を避ける

本邦でも，ある程度これに準拠することが望ましい。まず，事前に測定の手順を十分に説明し，白衣性高血圧を含め，患者の不要な緊張を避けることが必要である。

測定結果の精度確認（CAVI でも同様）

PWV を正確に評価するためには，下記の条項を確認する必要がある。

① 心電図上で不整脈の有無を確認する

② 脊柱の弯曲や腹部大動脈の弯曲が顕著な場合，実際に脈波が伝播する距離が計測される距離より長いため，過小評価された脈波速度測定値となる

③ 上腕の血圧と左右差，足首の血圧と左右差，足関節上腕血圧比 (ankle-brachial index：ABI) と左右差をみる

④ ③において，心房細動や末梢動脈閉塞症などの患者では脈波の計測が不正確になり，計測値が正しくリスクを反映しないことが多々あるので十分考慮する必要がある（**図 17**）。いずれにしても，baPWV が臨床評価に値するか否かを波形の形状から確認することが必要である。

脈波伝搬距離の決定に際し，動脈の病的蛇行は想定していない。したがって，健常人データをもとに算出された公式に基づく脈波伝搬距離は，病的に蛇行した動脈を有する患者では過小評価することになる。すなわち，このような患者では，実際の PWV 値は計測値より幾分高いという認識をもつ必要がある。

測定結果の説明

検査機器から baPWV 測定結果に基づく結果説明レポートが出力される（**図 18**）。患者さんには過度な不安が生じないよう説明することが重要である。baPWV 測定の目的以外に，閉塞性動脈硬化症合併精査の目的で ABI 測定のため使用されることもあるため，いずれの患者さんにおいても上腕収縮期血圧左右差，ABI，baPWV の 3 つの情報を評価することが重要である（**図 18**）[1)]。

上腕収縮期血圧左右差≧ 15 mmHg では脳卒中のリスクが高く（わが国では，脳卒中発症のリスクは 15 mmHg 未満と比較して 2.4 倍），必要に応じて脳血管疾患診療専門医への診療依頼も検討する。

ABI ＜ 0.90 では閉塞性動脈硬化症の可能性が高く，血管専門医の診療が必要である。同時に脳心血管疾患発症のリスクが高い（わが国では，ABI 1.10 〜 1.19 の症例と比較して脳心血管疾患発症のリスクは 2 倍）。この場合，baPWV 値の精度は不正確で評価信頼性は低いことを認知しておく必要がある。0.90 ≦ ABI ＜ 1.00 の場合は，記録波形を参考に下肢動脈狭窄の有無を検討する（狭窄を合併する場合，脈波波形の立ち上がりが緩徐となり，波高も減少する）。

ABI ≧ 0.95 以上の場合は baPWV 値の精度は信頼でき[9)]，リスク評価に使用される（baPWV ＜ 14 m/ 秒の症例に比べ，≧ 16 m/ 秒では脳心血管疾患発症リスクは 2 〜 3 倍）。ABI ＜ 0.90 および baPWV ≧ 16 m/ 秒は，個々にフラミンガムリスクスコアに相加的に評価されるリスク指標である[3)]。

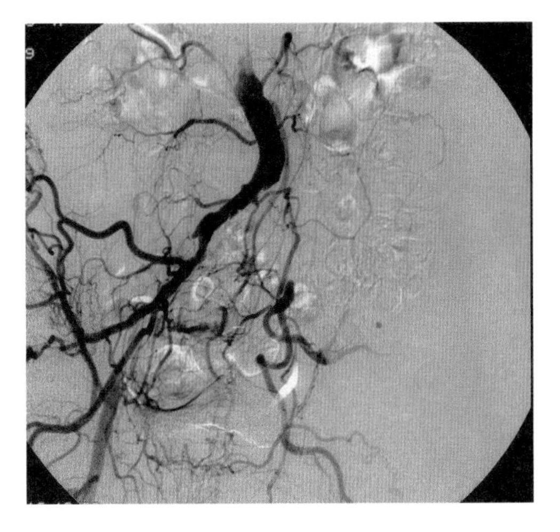

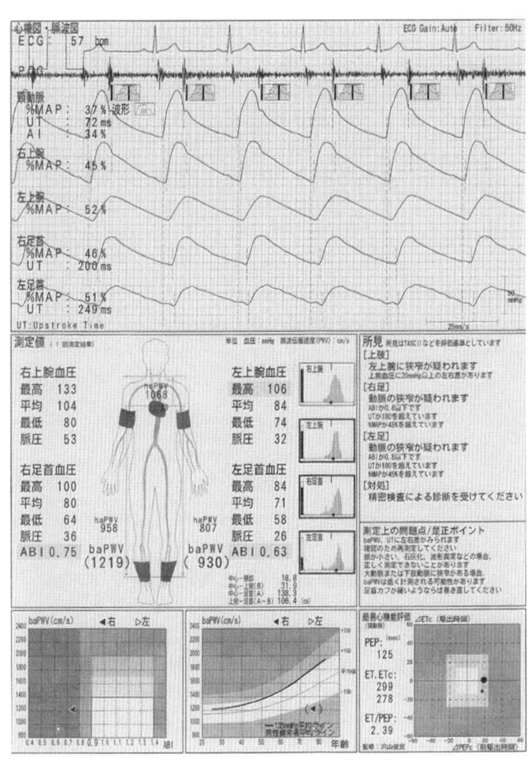

左：血管造影所見。右は外腸骨動脈が，左は総腸骨動脈が起始部で完全閉塞している

右：心血管指標計測結果。右 ABI は 0.75，左 ABI は 0.63 で下肢動脈血流不全状態を示す。左右 baPWV は同年齢の正常者の基準値（およそ 1600 cm/ 秒）に比べ著しく低い。PWV 計測区域内に有意な動脈狭窄があると PWV 値は過小評価されるので注意が必要である。

図 17　78 歳男性 両側閉塞性動脈硬化症における計測例

医師用レポート

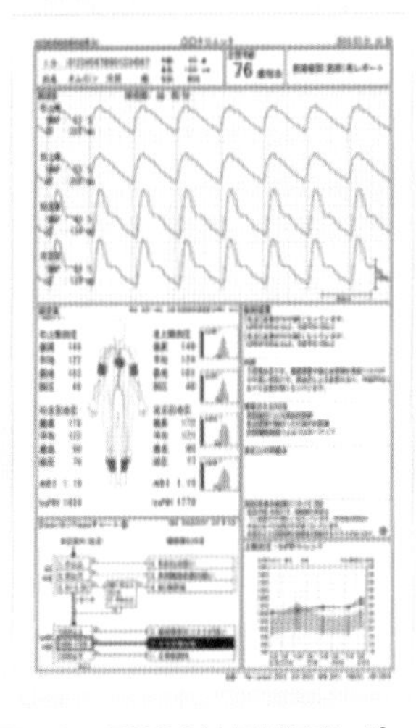

受診者用レポート

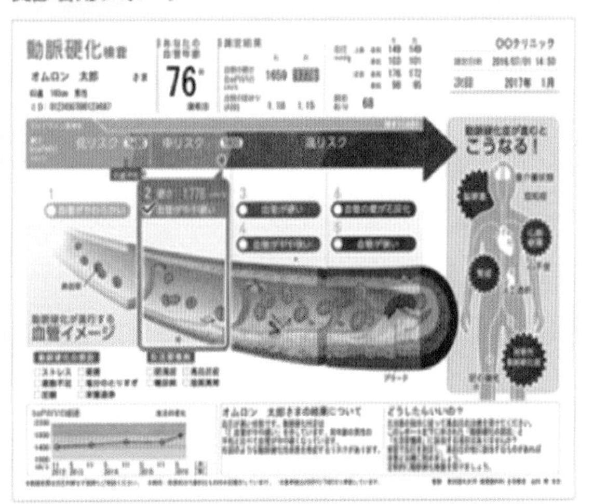

図 18　PWV 結果説明レポート

リスク・心血管疾患との関連

血圧と年齢はとりわけ PWV に影響する要因であるが，遺伝的背景，心血管リスク，そして冠動脈その他の動脈硬化の程度にも影響される[4]。しかしながら，PWV は冠動脈疾患の予測指標には使えないと思われる。なぜなら，動脈壁硬化は粥状硬化により内腔を狭窄させる病態というより，むしろ加速した加齢現象による中膜硬化の結果だからである[1-3]。PWV はまた，認知機能とも関連するし，末期腎不全のような非心血管疾患，さらには慢性関節リウマチや炎症性腸疾患との関連も報告されている。

心血管疾患発症リスク

baPWV

baPWVの上昇に比例して心血管発症リスクは増加する。各研究のオッズ比の平均によるメタ解析，各研究の生データを用いたメタ解析のいずれにおいても，baPWVは心血管疾患発症ならびに全死亡を予測することが示されている[10)]。baPWVが1標準偏差増加すると，心血管疾患発症を21％増加させ，baPWV 1 m/秒の増加は，心血管発症，心血管死亡，全死亡のリスクをそれぞれ，12％，13％，6％増加させる[3)]。重要なことは，「中等度リスク」の集団を，baPWV測定することにより，高リスク群，低リスク群に層別化できることである。フラミンガムリスクスコアモデルにPWVを追加すると，リスク層別能はおよそ25％改善した。

cfPWV

同様に，cfPWVの上昇に比例して，心血管発症リスクは増加する。各研究のオッズ比の平均によるメタ解析，各研究の生データを用いたメタ解析のいずれにおいても，cfPWVは心血管疾患発症ならびに全死亡を予測することが示されている[11)]。古典的リスクを調整しても，cfPWVが1標準偏差上昇すると心血管疾患発症リスクは30％増加し，cfPWV 1 m/秒の増加は，心血管疾患発症，心血管死亡，全死亡のリスクをそれぞれ，14％，15％，15％増加させた。重要なことに，中等度リスクの集団における5年後の冠動脈疾患と脳卒中発症のリスク層別能は，cfPWVを追加することで，それぞれ14.8％，19.2％改善した[11)]。

動脈壁硬化が，循環系の疾患の枠を超えて疾病発症に関連することより，baPWV，cfPWVとも全死亡と密接に関連する事実は注目に値する。

基準値

PWVの増加に比例して心血管発症リスクは増加するので，特定のカットオフ値を心血管リスク評価としての血管不全の確たる基準として提言することは難しい。しかし，それが適切な状況で用いられるのであれば，実臨床の視点からみてカットオフ値は有用である[6)]。

baPWV

baPWVの基準値を明確に示した研究はない。baPWVについては特にアジアでの研究が多いが，米国人，黒人，日系米国人，韓国人の間で基準値に人種差は認められていない。おもに日本で行われた研究では，心血管イベントを予測するカットオフ値として14～20 m/秒が提唱されているが，特に18 m/秒とする報告が多い。最近，Ohkumaらは高血圧患者における心血管疾患発症リスクを増加させるカットオフ値として≧18.3 m/秒を提唱した[12)]。

以上のデータに基づき，baPWVに基づく血管不全の診断基準を提唱する（**図19**）。

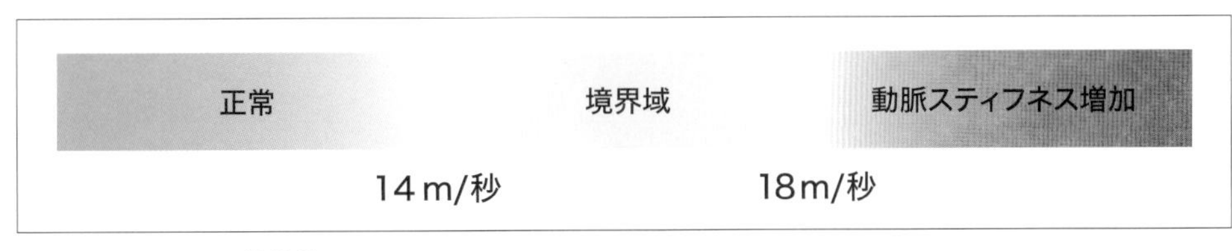

図19　baPWV基準値

cfPWV

cfPWVの基準値については，健常人と心血管リスクを有する集団で，年齢，血圧レベルごとに確立されている。脈波伝搬距離を頸動脈と大腿動脈の直線距離に0.8を乗じて算出した場合において，≧10 m/秒は中年の高血圧患者における有意な大動脈壁硬化の指標と考えられている[13]。しかしながら，cfPWVのカットオフ値については十分に検討されていない。ESC/ESHの高血圧診療ガイドラインにおいて，cfPWVはルーチン検査としてではないが，計測が勧められている[8]。最近，cfPWVの上昇を予測する臨床スコアが紹介され，cfPWVの測定を優先的に行う指標として提唱されている。

文　献

1) Tomiyama H, Yamashina A. Non-invasive vascular function tests: their pathophysiological background and clinical application. Circ J 2010; 74: 24 - 33. PMID: 19920359
2) Laurent S, Boutouyrie P. Recent advances in arterial stiffness and wave reflection in human hypertension. Hypertension 2007; 49: 1202 - 1206. PMID: 17452508
3) Munakata M. Brachial-ankle pulse wave velocity in the measurement of arterial stiffness: recent evidence and clinical applications. Curr Hypertens Rev 2014; 10: 49 - 57. PMID: 25392144
4) Pierce GL. Mechanisms and Subclinical Consequences of Aortic Stiffness. Hypertension 2017; 70: 848 - 853. PMID: 28874465
5) Zieman SJ, Melenovsky V, Kass DA. Mechanisms, pathophysiology, and therapy of arterial stiffness. Arterioscler Thromb Vasc Biol 2005; 25: 932 - 943. PMID: 15731494
6) Shirai K, Hiruta N, Song M, et al. Cardio-ankle vascular index (CAVI) as a novel indicator of arterial stiffness: theory, evidence and perspectives. J Atheroscler Thromb 2011; 18: 924 - 938. PMID: 21628839
7) 日本循環器学会．循環器病の診断と治療に関するガイドライン（2011-2012年度合同研究班報告）：血管機能の非侵襲的評価法に関するガイドライン．https://www.j-circ.or.jp/cms/wp-content/uploads/2020/02/JCS2013_yamashina_h.pdf
8) Williams B, Mancia G, Spiering W, et al. ESC Scientific Document Group . 2018 ESC/ESH Guidelines for the management of arterial hypertension: The Task Force for the management of arterial hypertension of the European Society of Cardiology (ESC) and the European Society of Hypertension (ESH). Eur Heart J 2018; 39: 3021 - 3104. PMID: 30165516
9) Motobe K, Tomiyama H, Koji Y, et al. Cut-off value of the ankle-brachial pressure index at which the accuracy of brachial-ankle pulse wave velocity measurement is diminished. Circ J 2005; 69: 55 - 60. PMID: 15635203
10) Ohkuma T, Ninomiya T, Tomiyama H, et al. Collaborative Group for J-BAVEL (Japan Brachial-Ankle Pulse Wave Velocity Individual Participant Data Meta-Analysis of Prospective Studies)*. Brachial-Ankle Pulse Wave Velocity and the Risk Prediction of Cardiovascular Disease: An Individual Participant Data Meta-Analysis. Hypertension 2017; 69: 1045 - 1052. PMID: 28438905
11) Ben-Shlomo Y, Spears M, Boustred C, et al. Aortic pulse wave velocity improves cardiovascular event prediction: an individual participant meta-analysis of prospective observational data from 17,635 subjects. J Am Coll Cardiol 2014; 63: 636 - 646. PMID: 24239664
12) Ohkuma T, Tomiyama H, Ninomiya T, et al. Collaborative Group for Japan Brachial-Ankle pulse wave VELocity individual participant data meta-analysis of prospective studies (J-BAVEL). Proposed Cutoff Value of Brachial-Ankle Pulse Wave Velocity for the Management of Hypertension. Circ J 2017; 81: 1540 - 1542. PMID: 28835589
13) Tanaka A, Tomiyama H, Maruhashi T, et al. Physiological Diagnosis Criteria for Vascular Failure Committee. Physiological Diagnostic Criteria for Vascular Failure. Hypertension 2018; 72: 1060 - 1071. PMID: 30354826

CAVI
(cardio-ankle vascular index：心臓足首血管指数)

脈波伝播速度（pulse wave velocity：PWV）は区域的な動脈の硬さを示す。PWVの測定として頸動脈-大腿動脈間PWV(carotid-femoral PWV：cfPWV)のほかに，特に日本では上腕-足首間のPWV（brachial-ankle PWV：baPWV）が広く普及している。しかし，baPWVは1）血圧への依存が強い，2）足首と上腕の時間差に対応した距離が確定できない，という2つの問題があり，血圧の影響を受けないスティフネスパラメータβの原理を用いた心臓足首血管指数（cardio-ankle vascular index：CAVI）が開発された。

検査の原理

CAVIは，大動脈起始部から，下肢，足首までの動脈全体の弾性を表す指標である[1)]。血管弾性の指標としては，長谷川らが大動脈PWVについて，拡張期血圧を80 mmHgにした場合の補正係数を求め，これにより測定時の血圧に影響なく血管弾性能を計測できる方法を提示したが，測定が安定しないことや，補正係数が個々の血管で異なるなどの問題があり，必ずしも普及しなかった[2)]。そこで，測定時の血圧に影響を受けない血管弾性の指標としてCAVIが開発された。その計算式は，測定時の血圧に依存しない血管固有の硬さを示すスティフネスパラメータβ[3, 4)]と，血管径変化はPWVの2乗に関係するという原理，すなわちBramwell-Hillの式（脈波速度^2＝脈圧/血液密度×血管容量/血管容量の変化）[5)]の組合せによって得られる。CAVIで用いられるPWVは，大動脈起始部から足首までのheart-ankle PWVであり，これにより，CAVIは原理上，大動脈起始部から足首までの動脈全体の弾性を表すと考えられる（**図20**）[1, 6, 7)]。

検査の実施方法

（具体的な測定における注意点についてはbaPWVの項［p.27］を参照）

CAVIを測定できる機器は，血圧脈波検査装置VaSera™（フクダ電子）である。PWVは，大動脈起始部から足首までの長さを脈波伝播時間（T）で除することで求めるため，大動脈の起始部で脈波が発生した時間が必要となる。そのために，心音記録が必要となる。実際には，第I心音から特定することは困難なため，このTをVaSera™では2つに分け，大動脈起始部から上腕動脈まで（tb）と，上腕動脈から腓骨動脈（tba）とし，この前者tbの代わりに，第II心音から上腕動脈脈波切痕までのtbを計測し，T＝tb＋tbaを求めている（**図20**）。実際の測定では，まず上腕と足首のカフが50 mmHgに加圧された状態で脈波を計測。その後，右上腕と右足首の血

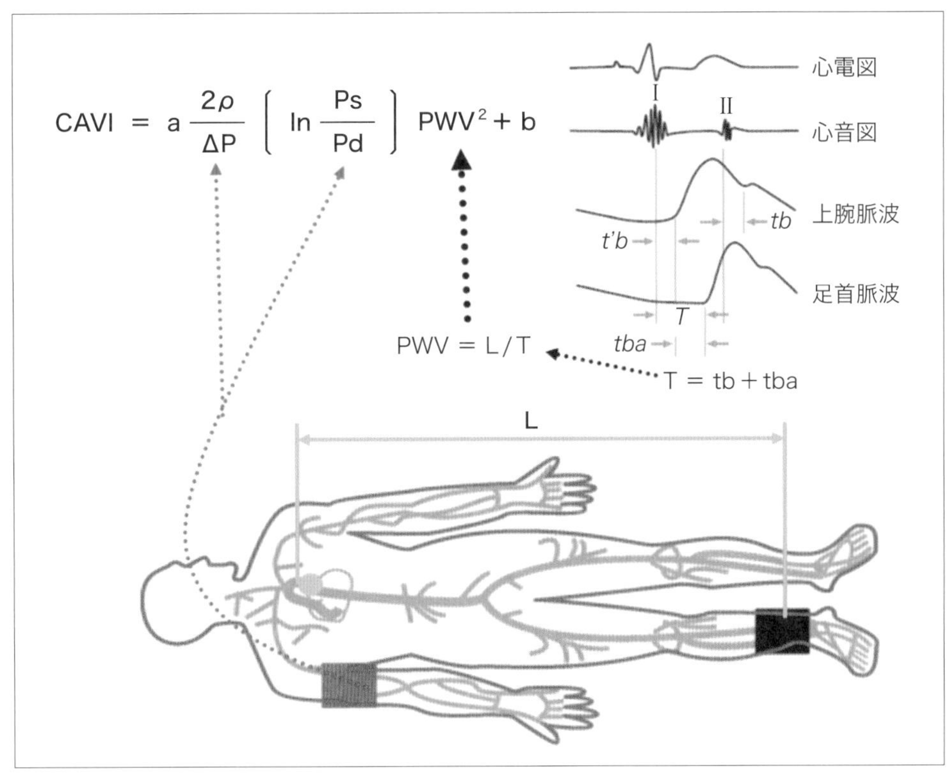

図 20　CAVI の原理
血圧は上腕動脈で測定。
Ps：収縮期血圧，**Pd**：拡張期血圧，**ρ**：血液密度，**ΔP** ＝ Ps－Pd，**L**：大動脈基部から足首までの距離，**T**：脈波が大動脈弁から足首まで伝播する時間（tb ＋ tba），**tb**：大動脈弁の閉鎖音である第 II 心音から上腕で測定する脈波の重拍（複）切痕までの時間，**tba**：上腕の脈波の立ち上がりと足首の脈波の立ち上がりの時間差，**a**，**b**：定数[7)]
（Shirai K, et al. 2011[1)]，2006[6)]，Takahashi K, et al. 2019[7)] より）

圧を測定し，引き続いて左側を測定する。

また，測定における限界についても理解する必要がある。PWV 同様に心房細動や不整脈が頻発している症例では測定値が不正確となる。また，ABI が 0.9 以下の例では PWV が低下するため，見かけ上 CAVI が低値を示すことから計測値は無効である。第 II 心音が明瞭に記録できない症例も，CAVI では不適となる。CAVI の測定値の再現性については，検者間誤差，検者内誤差はともに 3 ～ 4％未満と報告されている[8)]。

CAVI の検査風景，患者さん向けレポート，医師向けレポートを**図 21 ～ 23** に示す。

リスク・心血管疾患との関連

CAVI は動脈硬化度を反映しており，加齢とともに上昇する。多くの研究で年齢と CAVI は正相関があることが示されており，CAVI は加齢とともに直線的に増加する[9-13)]。CAVI は一般に男性で高く[10-12)]，男性は CAVI 高値の独立した規定因子である[11,12)]。すべての年代で CAVI は男性で高いが，男女の差は加齢とともに拡大する[13)]。さらに加齢による CAVI の変化は高齢であるほど大きい[13)]。

高血圧は心血管イベントの大きな危険因子である。高血圧患者の CAVI は非高血圧患者より高い[14,15)]。いくつかの横断研究でも血圧や脈圧は CAVI に関連することが示

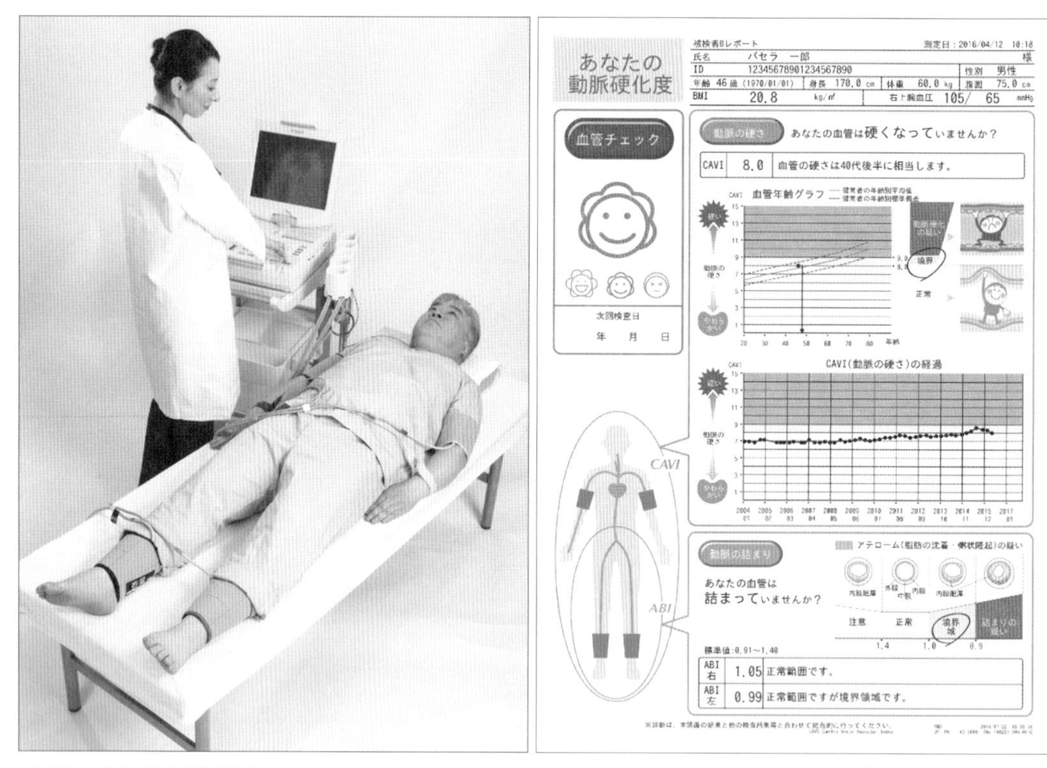

図 21　CAVI の検査風景（フクダ電子㈱提供）　　図 22　CAVI の患者さん向けレポート

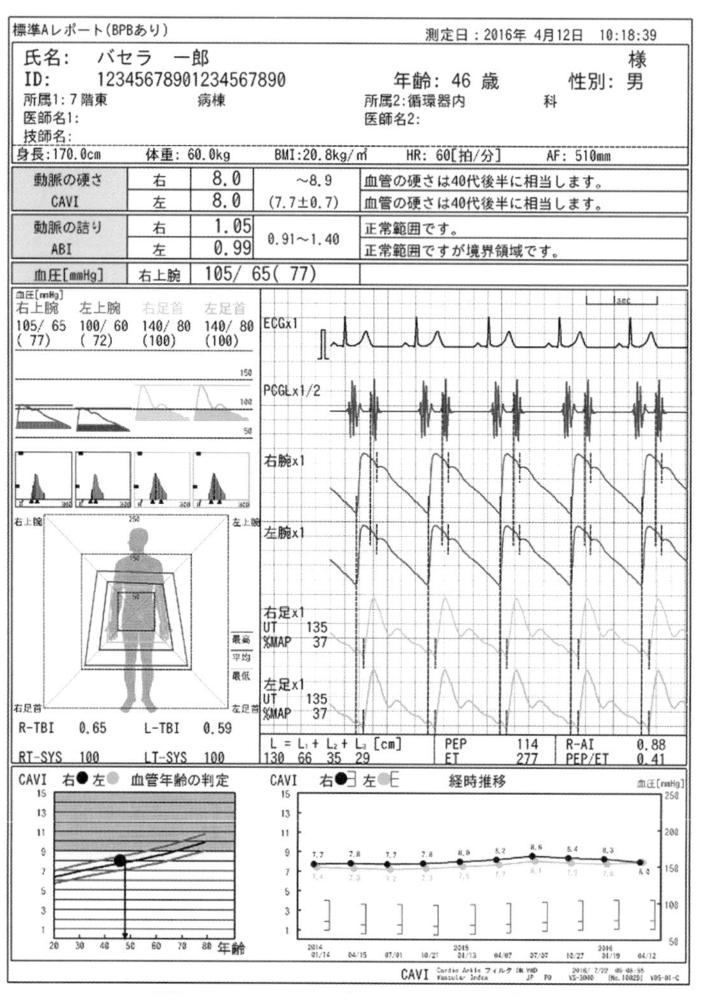
標準Aレポート(BPBあり)　測定日：2016年 4月12日 10:18:39

氏名: バセラ 一郎 様
ID: 12345678901234567890　年齢: 46 歳　性別: 男
所属1: 7 階東 病棟　所属2: 循環器内 科
医師名1:　医師名2:
技師名:
身長: 170.0cm　体重: 60.0kg　BMI: 20.8kg/㎡　HR: 60[拍/分]　AF: 510mm

動脈の硬さ CAVI	右	8.0	～8.9	血管の硬さは40代後半に相当します。
	左	8.0	(7.7±0.7)	血管の硬さは40代後半に相当します。
動脈の詰り ABI	右	1.05	0.91～1.40	正常範囲です。
	左	0.99		正常範囲ですが境界領域です。
血圧[mmHg]	右上腕	105/ 65(77)		

右上腕	左上腕	右足首	左足首
105/ 65 (77)	100/ 60 (72)	140/ 80 (100)	140/ 80 (100)

R-TBI 0.65　L-TBI 0.59
RT-SYS 100　LT-SYS 100
L = L₁ + L₂ + L₃ [cm] 130 66 35 29
PEP 114　ET 277
R-AI 0.88　PEP/ET 0.41

図 23　CAVI の医師向けレポート

されている[12,14,16]。年齢により，血圧とCAVIの関連は異なる[12]。高血圧患者でCAVIはクレアチニン値[17]や脳性ナトリウム利尿ペプチド（BNP）に関連することが示されている[18]。糖尿病患者のCAVIは非糖尿病患者より高く[10,14]，CAVIは糖尿病や糖代謝異常をもつ患者のHbA1cや推算糸球体濾過値（eGFR）の低下や微量アルブミン尿，末梢神経障害に関連することが示されている[19-21]。CAVI≧8が独立した糖尿病の規定因子とする報告もある[22]。脂質異常症患者のCAVIも，非脂質異常症患者に比べて高いとする報告[10,23]がある一方，同様であったとする報告もある[24]。冠動脈造影を行った胸痛患者のLDLコレステロールや総コレステロール/HDLコレステロール比はCAVIに関連していた[25]。喫煙は細動脈や大血管の障害を来し，動脈スティフネスの上昇を来す。喫煙者のCAVIは非喫煙者より高く[26-28]，現在の喫煙はCAVI上昇の独立した危険因子であり[11]，Brinkman indexもCAVIと有意に相関する[27]。CAVIは喫煙により上昇し[27]，禁煙により低下する[28]。

虚血性心疾患患者のCAVIは，非虚血性心疾患患者のCAVIより高い[10,25]。CAVIは冠動脈の石灰化[29-31]や血管内超音波検査で評価した冠動脈プラークの面積[32]に関連し，冠動脈狭窄スコア[33]に関連する。CAVI≧8は冠動脈狭窄が50％以上であることに有意に関連し[31]，CAVI≧9は冠動脈疾患の有無に関連している[34]。CAVIは冠動脈疾患の狭窄枝数にも関連することが示されている[35,36]。

CAVIは脳血管障害や認知機能障害にも関連する。頸動脈の内膜中膜複合体厚（IMT）やプラークスコアもCAVIに相関する[9,15,34,37]。CAVI≧9がIMT高値に関連する指標であるとする報告がある[19,34]。CAVIはアテローム血栓性脳梗塞，ラクナ梗塞で高値であることが報告されており[38,39]，また白質病変でも高値であった[38]。Sajiらは無症候性脳梗塞と白質病変のカットオフ値をそれぞれ9.2，8.9であるとしている[40]。認知症スクリーニングに用いられるMMSEスコアが低い者（≦26）ではCAVIは高い[41]。また，CAVI≧10は認知機能障害の予測因子であり[42]，高CAVI群（CAVI：10.6±0.51）は1年後の認知機能低下に関連する[43]。慢性腎臓病（CKD）のCAVIも腎機能正常群に比べると高い[44]。ステージ3～4のCKD患者のCAVIはステージ1，2のCKD患者に比べて高くeGFRと負の相関があり[45]，透析患者のCAVIも高値である[46]。

予後との関連

CAVIの心血管イベント予測能について，さまざまな報告があるが[30,47-55]，心血管イベント予測についてのCAVIのカットオフ値にはばらつきがある。心血管リスクをもつ患者でCAVI≧10の群ではCAVI＜9の群に比して2.25倍の心血管イベントのリスクであった[47]。糖尿病患者ではCAVI≧9.0が1.69倍の心血管イベントリスクとなった[30]。急性冠症候群患者ではCAVI＞8.325が心血管イベントのリスクであった[53]。日本ではCAVIをベースライン項目とした3つの多施設前向き研究が行われている。1つは長浜研究で，一般住民を対象として9,501人のCAVIを測定している[13]。2つ目はCAVI－J研究（A Prospective Multicenter Study to Evaluate Usefulness of Cardio-Ankle Vascular Index in Japan）で，5年間の多施設前向き研究で3,000人の心血管高リスク患者を登録している（ClinicalTrials.gov Identifier: NCT01859897）[54]。3つ目はCoupling研究（CardiOvascUlar Prognostic Coupling Study in Japan）である[55]。Coupling研究は7年間の多施設前向き研究で，2018年9月までに5,109人の登録を行った（UMIN000018474）[56, 57]。今後，これらの結果により，本邦でのCAVIと心血管病，心血管イベントの関連が明らかにされると考えられる。

基準値

CAVIは心血管リスク因子をもつ患者の血管機能評価としてのサロゲートマーカーであると同時に，心血管イベントの予測因子でもある。

過去の報告では，糖尿病や高血圧患者のCAVIは8前後～それ以上であるのに対し，コントロール群は7程度であった[14, 15]。また，冠動脈硬化の進展リスクは8で増加する[21]。したがって，CAVI ≧ 8で心血管病のリスクが高まると考えられる。

一方，CAVIと心血管イベントの予測についてのカットオフ値にはばらつきがあるものの，それらの結果と，CAVI ≧ 9は冠動脈疾患の有無に関連し[34]，IMT高値に関連する指標であるとする報告がある[19, 34]ことをふまえ，CAVI ≧ 9が心血管イベントを増加させる1つの基準であると考えることができる。今後，上述の3つの大規模臨床研究から，それぞれの集団での心血管イベント予測のCAVIの基準値について明らかにされる予定である。

以上から，血管不全の診断基準について，**図24**のようにCAVIに基づく血管不全の診断基準を提唱する。

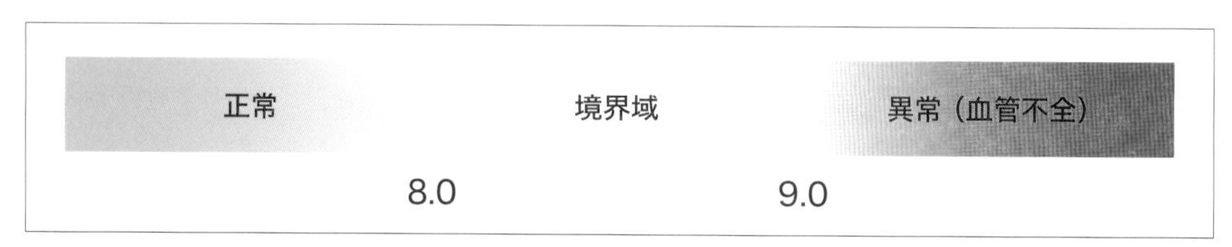

図24　CAVIに基づく血管不全の診断基準

文　献

1) Shirai K, Hiruta N, Song M, et al. Cardio-ankle vascular index (CAVI) as a novel indicator of arterial stiffness: theory, evidence and perspectives. J Atheroscler Thromb 2011; 18: 924-938. PMID: 21628839
2) 林紘三郎，佐藤正明，新見英幸，他．血管壁の構成法則の有限変形理論による解析．医用電子と生体工学 1975; 13: 293-298. PMID: 1240535
3) Hayashi K, Handa H, Nagasawa S, et al. Stiffness and elastic behavior of human intracranial and extracranial arteries. J Biomech 1980; 13: 175-184. PMID: 7364778
4) Kawasaki T, Sasayama S, Yagi S, et al. Non-invasive assessment of the age related changes in stiffness of major branches of the human arteries. Cardiovasc Res 1987; 21: 678-687. PMID: 3328650
5) Bramwell JC, Hill AV. The velocity of the pulse wave in man. Proc R Soc Lond B Biol Sci 1922; 93: 298-306.
6) Shirai K, Utino J, Otsuka K, et al. J Atheroscler Thromb 2006; 13: 101-7. PMID: 16733298
7) Takahashi K, Yamamoto T, Tsuda S, et al. Coefficients

in the CAVI Equation and the Comparison Between CAVI With and Without the Coefficients Using Clinical Data. J Atheroscler Thromb, 2019; 26: 465 - 475. PMID: 30518727

8) Miyoshi T, Ito H. Assessment of Arterial Stiffness Using the Cardio-Ankle Vascular Index. Pulse (Basel) 2016; 4: 11-23. PMID: 27493899
9) Takaki A, Ogawa H, Wakeyama T, et al. Cardio-ankle vascular index is a new noninvasive parameter of arterial stiffness. Circ J 2007; 71: 1710-1714. PMID: 17965489
10) Namekata T, Suzuki K, Ishizuka N, et al. Establishing baseline criteria of cardio-ankle vascular index as a new indicator of arteriosclerosis: a cross-sectional study. BMC Cardiovasc Disord 2011; 11: 51. PMID: 21831311
11) Choi SY, Oh BH, Bae Park J, et al. Age-associated increase in arterial stiffness measured according to the cardio-ankle vascular index without blood pressure changes in healthy adults. J Atheroscler Thromb 2013; 20: 911-923. PMID: 23965527
12) Wen W, Luo R, Tang X, et al. Age-related progression of arterial stiffness and its elevated positive association with blood pressure in healthy people. Atherosclerosis 2015; 238: 147-152. PMID: 25485738
13) Tabara Y, Setoh K, Kawaguchi T, et al. the Nagahama Study Group. Factors affecting longitudinal changes in cardio-ankle vascular index in a large general population: the Nagahama study. J Hypertens 2018; 36: 1147 - 1153. PMID: 29584622
14) Wang H, Liu J, Zhao H, et al. Arterial stiffness evaluation by cardio-ankle vascular index in hypertension and diabetes mellitus subjects. J Am Soc Hypertens 2013; 7: 426-431. PMID: 23871571
15) Suzuki J, Kurosu T, Kon T, et al. Impact of cardiovascular risk factors on progression of arteriosclerosis in younger patients: evaluation by carotid duplex ultrasonography and cardio-ankle vascular index(CAVI). J Atheroscler Thromb 2014; 21: 554-562. PMID: 24521982
16) Okura T, Watanabe S, Kurata M, et al. Relationship between cardio-ankle vascular index (CAVI) and carotid atherosclerosis in patients with essential hypertension. Hypertens Res 2007; 30: 335-340. PMID: 17541212
17) Wang H, Liu J, Zhao H, et al. Relationship between cardio-ankle vascular index and plasma lipids in hypertension subjects. J Hum Hypertens 2015; 29: 105-108. PMID: 24831100
18) Masugata H, Senda S, Inukai M, et al. Association of cardio-ankle vascular index with brain natriuretic peptide levels in hypertension. J Atheroscler Thromb 2012; 19: 255-262. PMID: 22056595
19) Kim KJ, Lee BW, Kim HM, et al. Associations between cardio-ankle vascular index and microvascular complications in type 2 diabetes mellitus patients. J Atheroscler Thromb 2011; 18: 328-336. PMID: 21224525
20) Kim ES, Moon SD, Kim HS, et al. Diabetic peripheral neuropathy is associated with increased arterial stiffness without changes in carotid intima-media thickness in type 2 diabetes. Diabetes Care 2011; 34: 1403-1405. PMID: 21515840
21) Park HE, Choi SY, Kim MK, et al. Cardio-ankle vascular index reflects coronary atherosclerosis in patients with abnormal glucose metabolism: assessment with 256 slice multi-detector computed tomography. J Cardiol 2012; 60: 372-376. PMID: 22890071
22) Shimizu Y, Nakazato M, Sekita T, et al. Association of arterial stiffness and diabetes with triglycerides-to-HDL cholesterol ratio for Japanese men: the Nagasaki Islands Study. Atherosclerosis 2013; 228: 491-495. PMID: 23601500
23) Dobsak P, Soska V, Sochor O, et al. Increased cardio-ankle vascular index in hyperlipidemic patients without diabetes or hypertension. J Atheroscler Thromb 2015; 22: 272-283. PMID: 25342382
24) Soska V, Dobsak P, Dusek L, et al. Cardio-ankle vascular index in heterozygous familial hypercholesterolemia. J Atheroscler Thromb 2012; 19: 453-461. PMID: 22659529
25) Takaki A, Ogawa H, Wakeyama T, et al. Cardio-ankle vascular index is superior to brachial-ankle pulse wave velocity as an index of arterial stiffness. Hypertens Res 2008; 31: 1347-1355. PMID: 18957805
26) Soska V, Frantisova M, Dobsak P, et al. Cardio-ankle vascular index in subjects with dyslipidaemia and other cardiovascular risk factors. J Atheroscler Thromb 2013; 20: 443-451. PMID: 23459505
27) Kubozono T, Miyata M, Ueyama K, et al. Acute and chronic effects of smoking on arterial stiffness. Circ J 2011; 75: 698-702. PMID: 21187657
28) Noike H, Nakamura K, Sugiyama Y, et al. Changes in cardio-ankle vascular index in smoking cessation. J Atheroscler Thromb 2010; 17: 517-525. PMID: 20215706
29) Mineoka Y, Fukui M, Tanaka M, et al. Relationship between cardio-ankle vascular index (CAVI) and coronary artery calcification (CAC) in patients with type 2 diabetes mellitus. Heart Vessels 2012; 27: 160-165. PMID: 21476051
30) Chung SL, Yang CC, Chen CC, et al. Coronary Artery Calcium Score Compared with Cardio-Ankle Vascular Index in the Prediction of Cardiovascular Events in Asymptomatic Patients with Type 2 Diabetes. J Atheroscler Thromb 2015; 22: 1255-1265. PMID: 26269147
31) Park JB, Park HE, Choi SY, et al. Relation between cardio-ankle vascular index and coronary artery calcification or stenosis in asymptomatic subjects. J Atheroscler Thromb 2013; 20: 557-567. PMID: 23524474
32) Horinaka S, Yabe A, Yagi H, et al. Cardio-ankle vascular index could reflect plaque burden in the coronary artery. Angiology 2011; 62: 401-408. PMID: 21421633
33) Miyoshi T, Doi M, Hirohata S, et al. Cardio-ankle vascular index is independently associated with the severity of coronary atherosclerosis and left ventricular function in patients with ischemic heart disease. J Atheroscler Thromb 2010; 17: 249-258. PMID: 20103976
34) Izuhara M, Shioji K, Kadota S, et al. Relationship of cardio-ankle vascular index (CAVI) to carotid and coronary arteriosclerosis. Circ J 2008; 72: 1762 - 1767. PMID: 18802315
35) Horinaka S, Yabe A, Yagi H, et al. Comparison of atherosclerotic indicators between cardio ankle vascular index and brachial ankle pulse wave velocity. Angiology

2009; 60: 468-476. PMID: 19015165
36) Nakamura K, Tomaru T, Yamamura S, et al. Cardio-ankle vascular index is a candidate predictor of coronary atherosclerosis. Circ J 2008; 72: 598-604. PMID: 18362432
37) Kadota K, Takamura N, Aoyagi K, et al. Availability of cardio-ankle vascular index (CAVI) as a screening tool for atherosclerosis. Circ J 2008; 72: 304-308. PMID: 18219171
38) Suzuki J, Sakakibara R, Tomaru T, et al. Stroke and cardio-ankle vascular stiffness index. J Stroke Cerebrovasc Dis 2013; 22: 171-175. PMID: 21855368
39) Saji N, Kimura K, Yagita Y, et al. Comparison of arteriosclerotic indicators in patients with ischemic stroke: ankle-brachial index, brachial-ankle pulse wave velocity and cardio-ankle vascular index. Hypertens Res 2015; 38: 323-328. PMID: 25716647
40) Saji N, Kimura K, Shimizu H, et al. Silent brain infarct is independently associated with arterial stiffness indicated by cardio-ankle vascular index (CAVI). Hypertens Res 2012; 35: 756-760. PMID: 22378472
41) Yukutake T, Yamada M, Fukutani N, et al. Arterial stiffness determined according to the cardio-ankle vascular index(CAVI) is associated with mild cognitive decline in community-dwelling elderly subjects. J Atheroscler Thromb 2014; 21: 49-55. PMID: 24025666
42) Yamamoto N, Yamanaka G, Ishikawa M, et al. Cardio-ankle vascular index as a predictor of cognitive impairment in community-dwelling elderly people: four-year follow-up. Dement Geriatr Cogn Disord 2009; 28: 153-158. PMID: 19696483
43) Yukutake T, Yamada M, Fukutani N, et al. Arterial Stiffness Predicts Cognitive Decline in Japanese Community-dwelling Elderly Subjects: A One-year Follow-up Study. J Atheroscler Thromb 2015; 22: 637-644. PMID: 25737064
44) Nakamura K, Iizuka T, Takahashi M, et al. Association between cardio-ankle vascular index and serum cystatin C levels in patients with cardiovascular risk factor. J Atheroscler Thromb 2009; 16: 371-379. PMID: 19672028
45) Kubozono T, Miyata M, Ueyama K, et al. Association between arterial stiffness and estimated glomerular filtration rate in the Japanese general population. J Atheroscler Thromb 2009; 16: 840-845. PMID: 20032588
46) Ueyama K, Miyata M, Kubozono T, et al. Noninvasive indices of arterial stiffness in hemodialysis patients. Hypertens Res 2009; 32: 716-720. PMID: 19521417
47) Kubota Y, Maebuchi D, Takei M, et al. Cardio - ankle vascular index is a predictor of cardiovascular events. Artery Res 2011; 5: 91-96.
48) Satoh-Asahara N, Kotani K, Yamakage H, et al. Japan Obesity and Metabolic Syndrome Study (JOMS) Group. Cardio-ankle vascular index predicts for the incidence of cardiovascular events in obese patients: a multicenter prospective cohort study (Japan Obesity and Metabolic Syndrome Study: JOMS). Atherosclerosis 2015; 242: 461-468. PMID: 26295798
49) Otsuka K, Fukuda S, Shimada K, et al. Serial assessment of arterial stiffness by cardio-ankle vascular index for prediction of future cardiovascular events in patients with coronary artery disease. Hypertens Res 2014; 37: 1014-1020. PMID: 25007768
50) Laucevičius A, Ryliškyte L, Balsyte J, et al. Association of cardio-ankle vascular index with cardiovascular risk factors and cardiovascular events in metabolic syndrome patients. Medicina (Kaunas) 2015; 51: 152-158. PMID: 28705477
51) Sato Y, Nagayama D, Saiki A, et al. Cardio-Ankle Vascular Index is Independently Associated with Future Cardiovascular Events in Outpatients with Metabolic Disorders. J Atheroscler Thromb 2016; 23: 596-605. PMID: 26632164
52) Kusunose K, Sato M, Yamada H, et al. Prognostic Implications of Non-Invasive Vascular Function Tests in High-Risk Atherosclerosis Patients. Circ J 2016; 80: 1034-1040. PMID: 26936237
53) Gohbara M, Iwahashi N, Sano Y, et al. Clinical Impact of the Cardio-Ankle Vascular Index for Predicting Cardiovascular Events After Acute Coronary Syndrome. Circ J 2016; 80: 1420-1426. PMID: 27116899
54) Miyoshi T, Ito H, Horinaka S, et al. Protocol for Evaluating the Cardio-Ankle Vascular Index to Predict Cardiovascular Events in Japan: A Prospective Multicenter Cohort Study. Pulse (Basel) 2017; 4 Suppl: 11-16. PMID: 28275590
55) Kabutoya T, Kario K. Comparative Assessment of Cutoffs for the Cardio-Ankle Vascular Index and Brachial-Ankle Pulse Wave Velocity in a Nationwide Registry: A Cardiovascular Prognostic Coupling Study. Pulse (Basel) 2019; 6: 131-136. PMID: 31049312
56) Kario K, Kabutoya T, Fujiwara T, et al. Rationale, design, and baseline characteristics of the Cardiovascular Prognostic COUPLING Study in Japan (the COUPLING Registry). J Clin Hypertens (Greenwich) 2020; 22: 465-474. PMID: 32092246
57) Kabutoya T, Hoshide S, Fujiwara T, et al. Age-related difference of the association of cardiovascular risk factors with the cardio-ankle vascular index in the Cardiovascular Prognostic Coupling Study in Japan (the Coupling Registry). J Clin Hypertens (Greenwich) 2020; PMID: 32530542

血管不全の生理学的診断指針
2021年1月30日発行

編　集　　一般社団法人日本循環器学会，一般社団法人日本血管不全学会
発　行　　ライフサイエンス出版株式会社
〒105-0014　東京都港区芝3-5-2
電話：03-6275-1522　FAX：03-6275-1527
印刷・製本　三報社印刷株式会社

Printed in Japan
落丁・乱丁の場合はお取り替え致します。
ISBN 978-4-89775-425-3 C3047